ナチュラルオルタ
Vol.8

CONTENTS

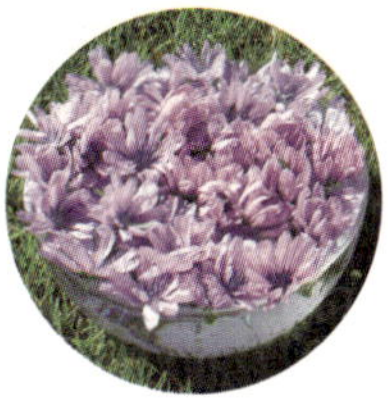
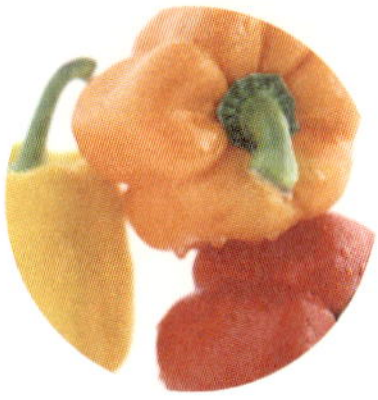
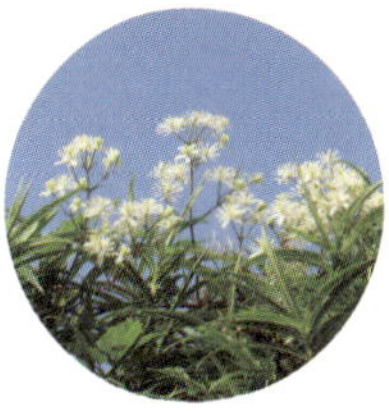

心と体と生命に働きかける新しい代替療法
2 世界の代替療法マップ
監修 上野圭一 翻訳家・鍼灸師

治療の可能性を広げる患者中心の医療を担う
ホメオパシー医学

ホリスティック医学を志すものとして、避けては通れない
6 ホメオパシー医学
帯津良一 医学博士・帯津三敬病院名誉院長

ホメオパシー医学を正しく理解するために、
13 専門医として伝えたいこと
板村論子 医学博士・帯津三敬塾クリニック院長

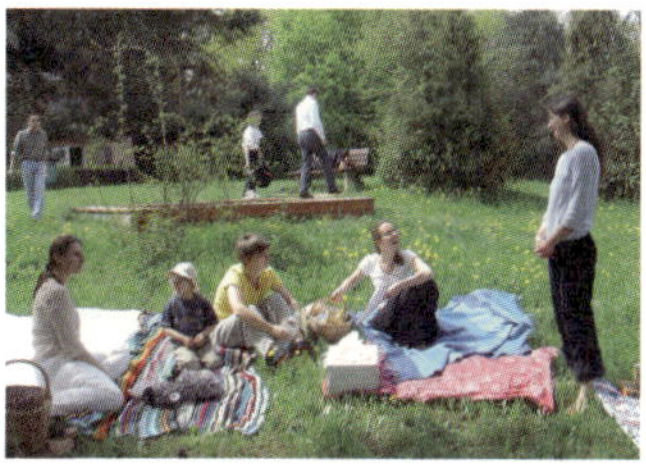
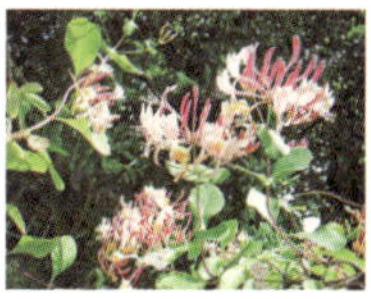
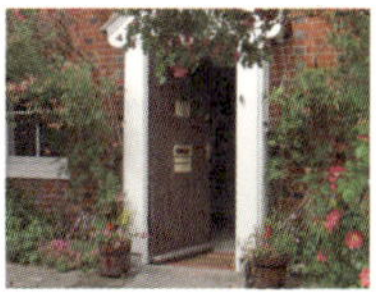

医療としても民間療法としても
人気が高い西洋が起源の代替療法

代替療法の利用と
34 心得ておきたい5つのルール
上野圭一 翻訳家・鍼灸師

植物が自らを守るために生み出した有効成分を病気の予防、治療に上手に使う
40 ゆっくり、ゆったり、ゆるやかに効くハーブ療法
橋口玲子 医学博士・緑蔭診療所医師

医療の中での実践から学ぶ
46 心と体のセルフケアに良く効くアロマ療法
鮫島浩二 医学博士・さめじまボンディングクリニック院長

初心者でも安心して扱える
52 バッチ博士のフラワー療法
白石由利奈 日本フラワーレメディセンター代表

73 健康のための本ガイド

76 皆様からのご感想・声

日本の病院でも少しずつ実践されつつある
アントロポゾフィー医学

初めて学ぶ、やさしい
20 アントロポゾフィー医学入門
小林國力 医学博士・日本アントロポゾフィー医学のための医師会代表

アントロポゾフィー医学を実践する
28 日本の医療現場からのレポート
山本百合子 医学博士・山本記念病院理事長

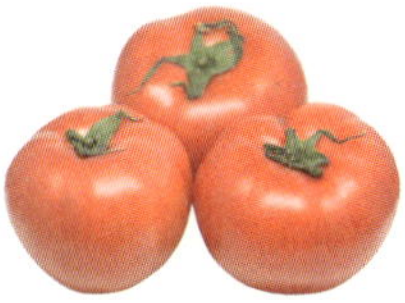
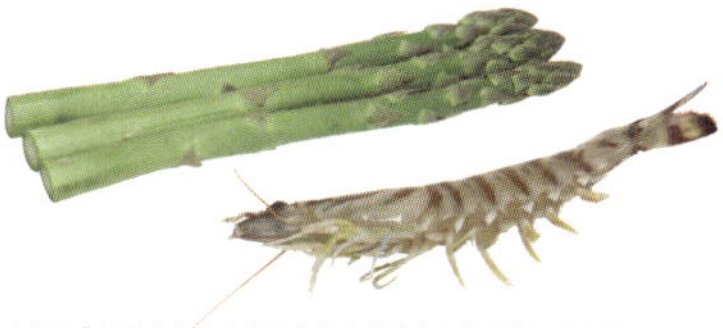

長寿食、全体食、自然食、おいしい 糖尿病予防にもつながる
57 地中海型食に学ぶ医食同源
横山淳一
医学博士・東京慈恵会医科大学附属第三病院
糖尿病・代謝・内分泌内科教授

安保徹先生の「最新・ミトコンドリア免疫理論」
66 カラダは温めてばかりではダメ、
ほどよく冷やすべき場所もあった!
安保徹 医学博士・新潟大学大学院医歯学総合研究科教授

心と体と生命に働きかける新しい代替療法

世界の代替療法マップ

監修 上野圭一 翻訳家・鍼灸師

利用者の立場からそれぞれの目的にあった代替療法を見つけるために、今号と次号の2回にわたり、現在、注目を集めている代替療法を紹介いたします。（8号で西洋、9号で東洋が起源の代替療法をご紹介します）
代替療法は、その時代的背景や地域的特性から整理すると、下記の「花びら型の分類法」で表せます。
この「花びら型の分類法」を見ると、代替療法には、ハーブ（薬草）療法やアロマ（精油）療法のように先人の知恵として生まれたものから、ホメオパシー医学やアントロポゾフィー医学のように近代医学の体系の中から、代替療法に逆に飛び出していったものもあります。
これらの区別は、代替療法を利用する際に治療者も利用者も、その代替療法の治療的効果を十分に得るためには、ぜひ知っておきたい事実です。

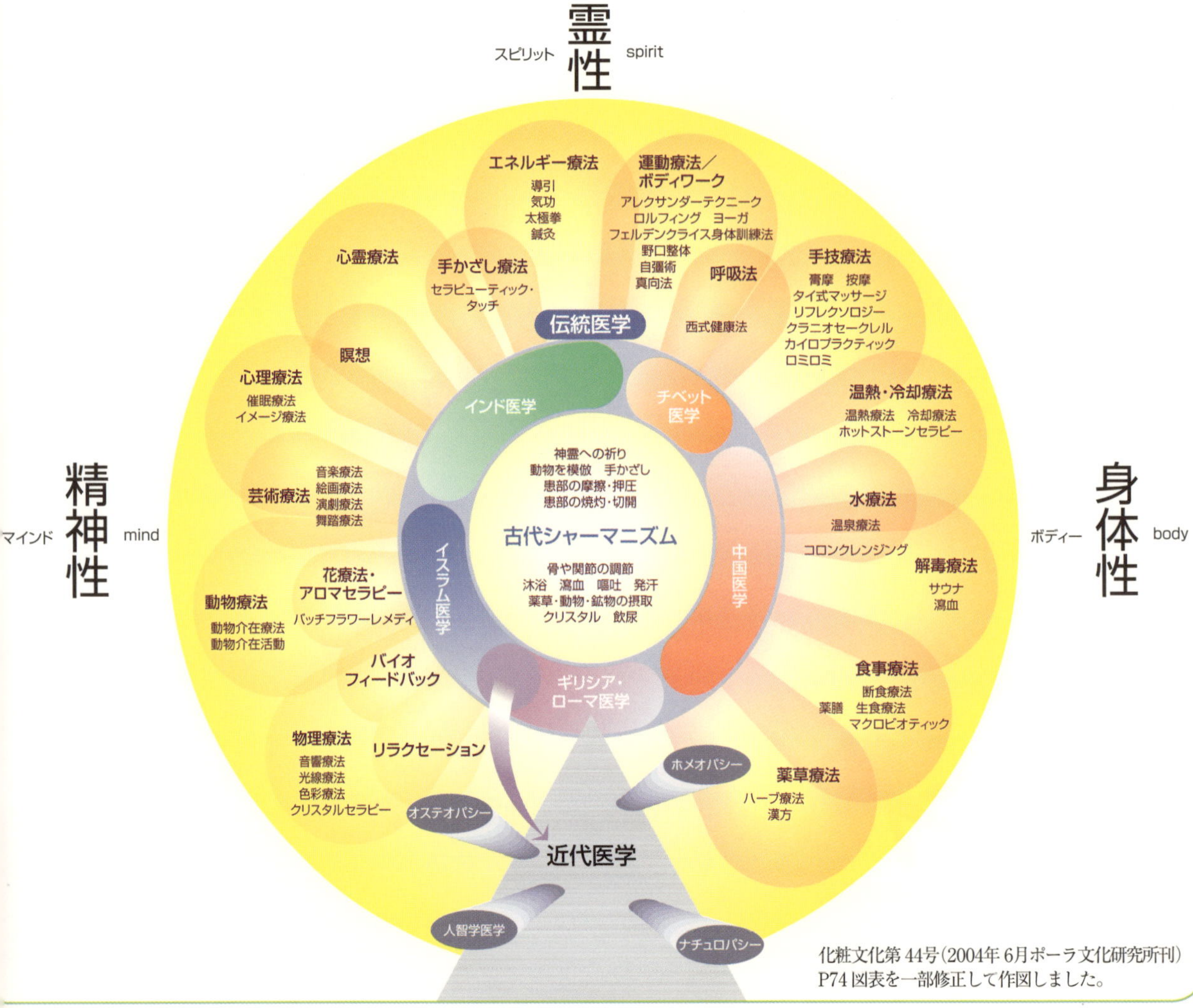

化粧文化第44号（2004年6月ポーラ文化研究所刊）P74図表を一部修正して作図しました。

代替療法も現代医学も、その出発点では同じである

悪魔払いや呪術《じゅじゅつ》、薬草などを用いて病気や怪我を取り除く古代シャーマニズムを出発点に、世界の各地域で誕生した伝統医学の中で、ギリシャ・ローマ医学とイスラム医学が混ざった文化を母体に生まれたものが近代医学です。

近代医学は、それまでの伝統医学の基礎を築いた古代シャーマニズムの手法をしりぞけ、病気を科学的にとらえる医学体系です。

このギリシャ・ローマ医学に端を発した近代医学は、19～20世紀に隆盛を極め、現代西洋医学を確立しました。日本でも明治維新（1867年）以前には漢方医学が主流でしたが、文明開化とともに西洋医学が国策によって導入されるようになり、それまでの漢方医学を駆逐《くちく》し、瞬《また》く間に日本国内における医学の支配的な立場を確立しました。

こうして現代西洋医学は、20世紀には先進国で圧倒的な支配力を持ちましたが、同じ20世紀の後半には、その内部に存在するさまざまな問題点が指摘されるようになり、これまで西洋医学によって片隅に追いやられてきた種々の代替療法が、再び人々の注目を集めるようになってきたのです。

代替療法の矛盾と共通項

代替療法は、その地域や時代的背景により誕生の経緯がそれぞれ違います。そのため複数の代替療法を比べた場合、互いの治療法に矛盾が生じることがあります。

代替療法に詳しいアメリカの医師、アンドルー・ワイル博士は著書『人はなぜ治るか』のなかで、この疑問を以下の6つの項目でわかりやすく回答しています。

①絶対に効かないという治療法はない

あらゆる代替療法は、体の組織などにおいて解剖・病理的な異常が見あたらないにもかかわらず器官や臓器などの働きが低下する機能的疾患だけではなく、内臓や神経、筋肉、器官といった各組織において病理的・解剖的な異常が生じた事により引き起こされる器質的疾患にも治癒例があります。

②必ず効くという治療法もない

すべての治療法は、治効理論がいかに論理的・科学的にみえようと、いかに望ましい処置を施そうと、ときによっては治療に失敗することがあります。現代西洋医学でもこの結果は同じであり、これは科学が無効性を証明している治療法がなぜ効くのかという問題に劣らず重要です。

③各治療法はつじつまが合わない

代替療法の世界では、互いにつじつまが合わない理論に基づいた治療法がたくさん存在していま

す。これは治療へのアプローチは違っていても、その本質においてすべての治療法には共通のなにかがあるからです。また、さまざまな治療法があるおかげで、利用者はそれぞれに最も適した治療法を見つけることができます。

④草創期の新興治療法は効く

それぞれの代替療法には、新しく樹立された治療法が時代とともに力を失っていくという傾向があります。かつて多くの病気の治療にめざましい成果をあげた治療家たちも、1、2世代の弟子たちにはその技能を伝承できていても、ときが経つにつれて、たとえ師の教えを忠実に守っていても治療効果は弱ってしまうものです。

⑤信念だけでも治ることがある

ルルドの泉※のように霊場や癒しスポットを訪れるだけで器質的疾患が治りうるという事実は、体に何ひとつ刺激を与えなくても、信念の力だけで治療効果が得られるということを示しています。健康と治癒を包括的に考えるためには、この事実も受け入れなければなりません。

⑥以上の結論を包括する変数は治療に対する信仰である

ひとつの治療法を信じる度合いは、治療家によっても患者によっても大幅に異なります。信念だけでも治癒力が発動するとすれば、人によっては納得できない治療法が他の人には効くことは、それほど不思議なことではありません。

代替療法を積極的に利用して、自分の体にもっと責任を持つ

病気であることと健康であることは相反する二つの状態ではなく、病気も健康も、人のあり方の一つにすぎません。ワイル博士が、前述のように代替療法を包括する変数は信仰、つまり強い信念であるといってるように、信仰によって自然治癒力が高まると言い表すことができそうです。自然治癒力とは、心の偏《かたよ》りや、体の滞《とどこお》りを取り除いて生命エネルギーの流れやバランスを回復させる力のことで、この力が高まると人は自ずと健康になっていきます。そして、この自然治癒力を高めるための、心や体を癒すさまざまなアプローチが代替療法なのです。

このようにして、それぞれの代替医療の特徴と、治癒のプロセスを理解すると、人は自分の体に対してもっと責任を負うことができるようになります。

自分の健康に自分で責任を負うためには、医師や医療機関を頼って健康問題を解決するという姿勢を、私たちも改めなければなりません。

そうすれば、自分にもっとも適した代替療法を見つけることができ、それぞれの人にとって適した治療法や治療家に出会うことができるようにもなります。

※ルルドの泉…フランスとスペインの国境の町、ルルドのある泉。
医師から見放された病がこの泉の水によって癒されるといわれている。

治療の可能性を広げる患者中心の医療を担う

ホメオパシー医学

ホメオパシーは、ギリシャ語のhomoios（似たもの）とpathos（病・苦しみ）を組み合わせた言葉です。19世紀初頭にドイツ人医師、サミュエル・ハーネマンが、体系化した医療で、日本に紹介されたのは1990年代後半。ホメオパシーでは本来、体に備わっているといわれる自然治癒力に働きかけ、病気の人が全体のバランスを取り戻し、回復していく過程に作用していると考えられています。疾患ではなく病気の人に個別的に行う治療であることから、病気を診る医療ではなく、人を見る医療といわれています。

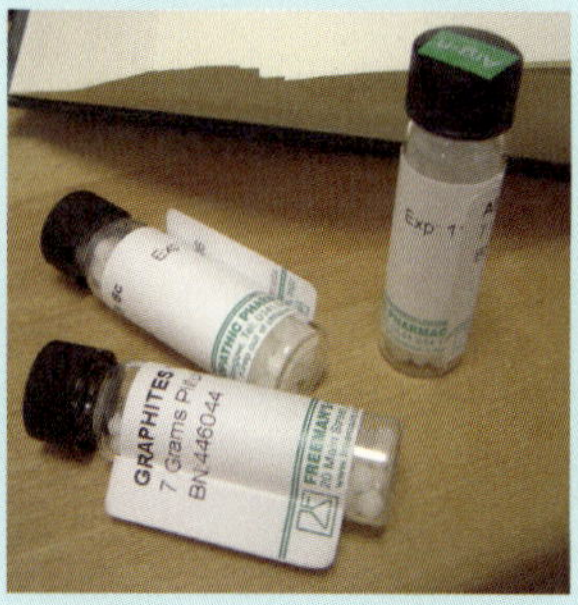

ホメオパシー医学の生みの親

サミュエル・ハーネマン

ホメオパシーの創始者。ドイツ、マイセンに生まれる。1755～1843年。薬剤師、言語学者、翻訳者、自然療法家の先駆者、また、史上初の精神科医とも称されている。ハーネマンは、マラリアの特効薬（キナの皮）を健康な人が服用すると、マラリアそっくりの症状を起こすことにヒントを得て「似た病が似た病を治す」という原理を立脚。また、希釈するほど、また、激しく振とうするほどホメオパシー薬の効力が高まり治療効果が高まることに気づき「最小限の薬量」という原理を発見した。

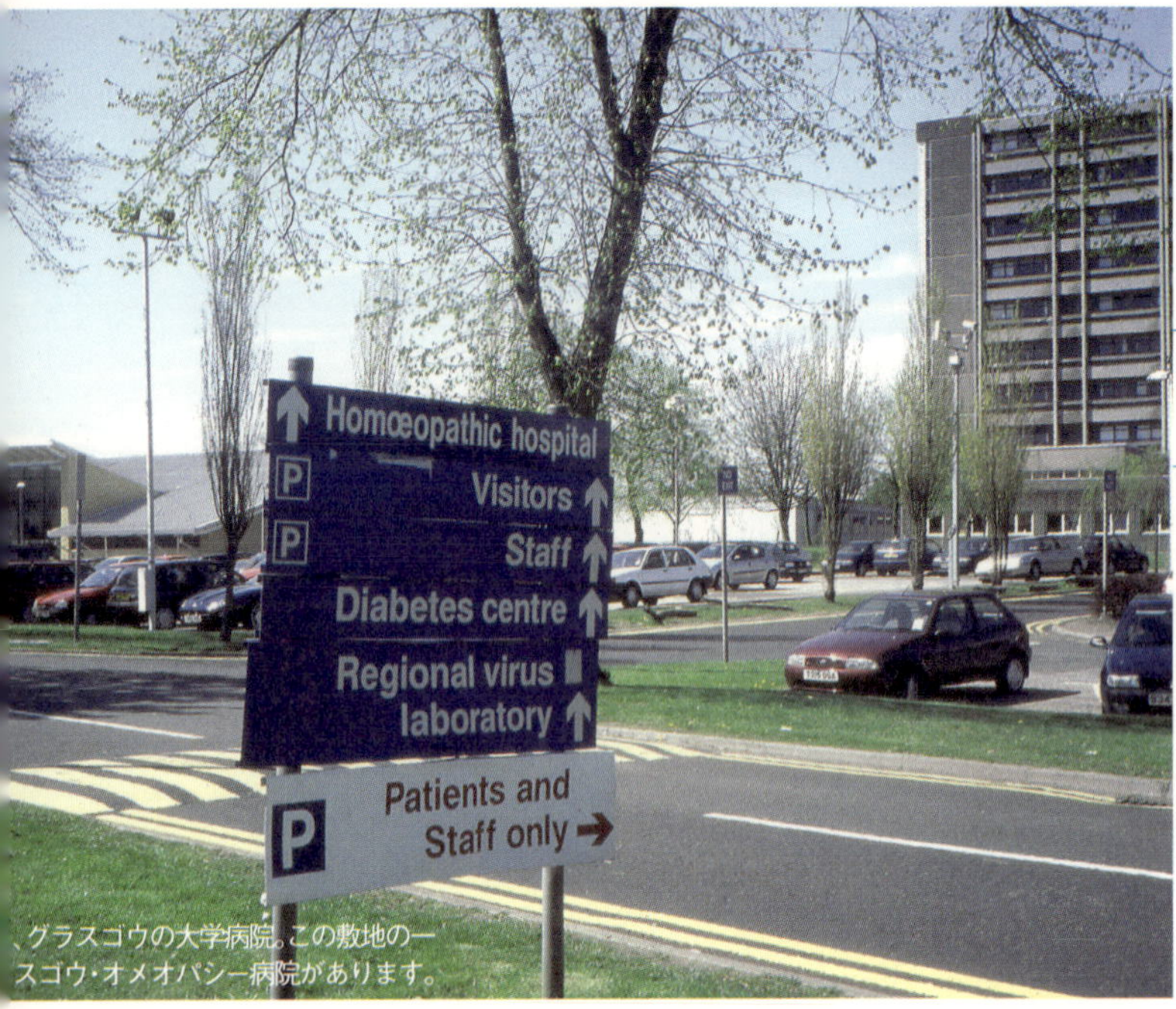

、グラスゴウの大学病院。この敷地の一
スゴウ・オメオパシー病院があります。

帯津良一
医学博士・帯津三敬病院名誉院長

人間まるごとをみる

ホリスティック医学を志すものとして、
避けては通れない

ホメオパシー医学

何らかの理由で
生命場のエネルギーが
低下したとき、
人は病気になります。
病気になると、
これを回復すべく
「自然治癒力」が働きます。
このとき、他からの働きかけで
回復することを「癒し」、
自らの努力で向上を
はかることを「養生」と呼びます。
この「癒し」を担う
ホメオパシー医学は、
人間まるごとをみる
ホリスティック医学にふさわしい
医学です。ホメオパシー医学に
ついての過去、現在、未来を
ご紹介します。

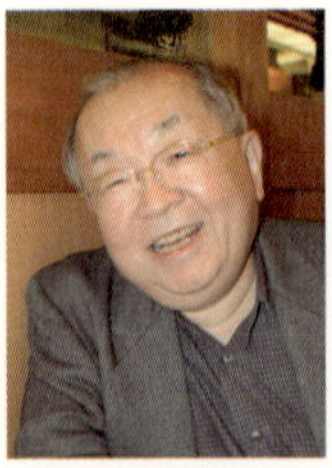

Profil　おびつ りょういち
1936年埼玉県生まれ。1961年東京大学医学部卒業。東京大学第三外科助手、都立駒込病院外科医長を経て、1982年帯津三敬病院開設。日本ホリスティック医学協会会長、日本ホメオパシー医学会理事長。ホリスティック医療の第一人者。東京大学卒業後、外科医として食道がん治療をしていく中で、いわゆる西洋医学の限界に気づく。漢方や鍼灸、気功などの中医学も取り入れた治療をするために1982年に埼玉県川越市に帯津三敬病院をつくり、常にホリスティック医療推進のトップを走る。2001年にはホリスティック医学を目指す、帯津三敬塾クリニックを東京・池袋に開設。現在、理想のホリスティック医療を実現するために新しい病院を建設中。

ゼロからのスタートでホメオパシー医学を学ぶ

ホリスティック医学を目指している中でホメオパシー医学に出会う

「気」に関心のあるドクターの集まりで「気の医学会」という会があります。何かをやるときには30人くらい集まってやるような小さな会なんですけれども、毎年夏にどこかホテルに泊まって1泊か2泊でワンテーマの勉強会をやっています。

その勉強会のテーマは世話人会というところで決めますが、私が副会長をやっていて、企画委員長もやっているのです。だからいろいろとテーマを企画していかなくちゃいけない。

ちょうど今から10年ぐらい前の話ですけど、ホメオパシーをやってくれないかと世話人会に持ち込まれました。それで、講師を呼んできたのですけれど、そのとき私はホメオパシーについて、今のように関心があったわけではありませんでした。

でも、その前にロンドンのホメオパシー病院には行っていたんです。それはホメオパシーがやりたくて行ったのではなくて、代替療法の一つのスピリチュアル・ヒーリングをロンドンに学びに行っているときに、自由行動の日に「ホメオパシー病院の見学」を向こうにいたロンドン大学の学生が私のために計画してくれていたのです。当時はホメオパシーに対する関心はあまり湧《わ》いてきませんでした。ですから、「気の医学会」の講義も、「どうせ私が司会役をやるのだからつきあって聞いてみよう」という程度でした。

そしてぼんやり聞いていたのですが、「ただの水みたいなものがなぜ効くのか」という受講生からの質問に、「薬の霊魂が効くとホメオパシーでは考える」という回答がかえってきたのです。

「なんだって、ただの水じゃなくてそこに霊魂が住んでいると…」

それを聞いたときにぱっとひらめいたのです。霊魂というのは場のエネルギーですから、これは「場

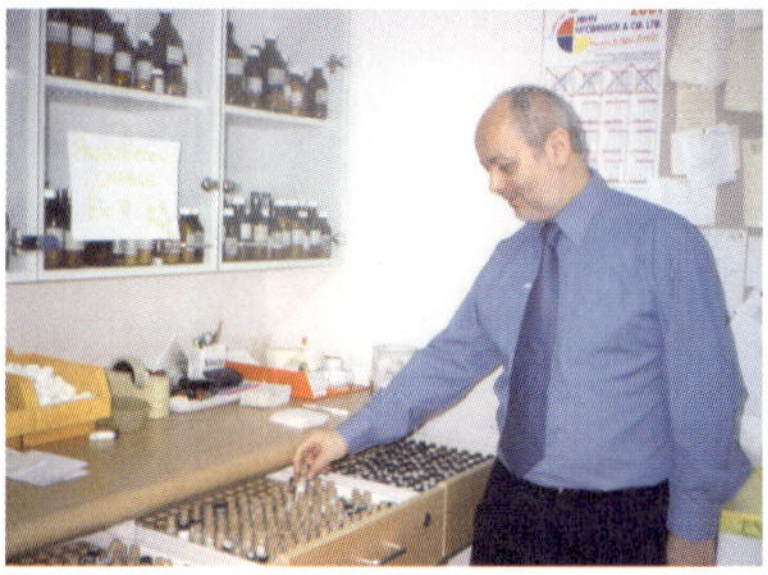

イギリスのグラスゴウ・ホメオパシー病院でレメディの説明をするボブ・レクリッジ医師。日本ホメオパシー医学会の生みの親です。

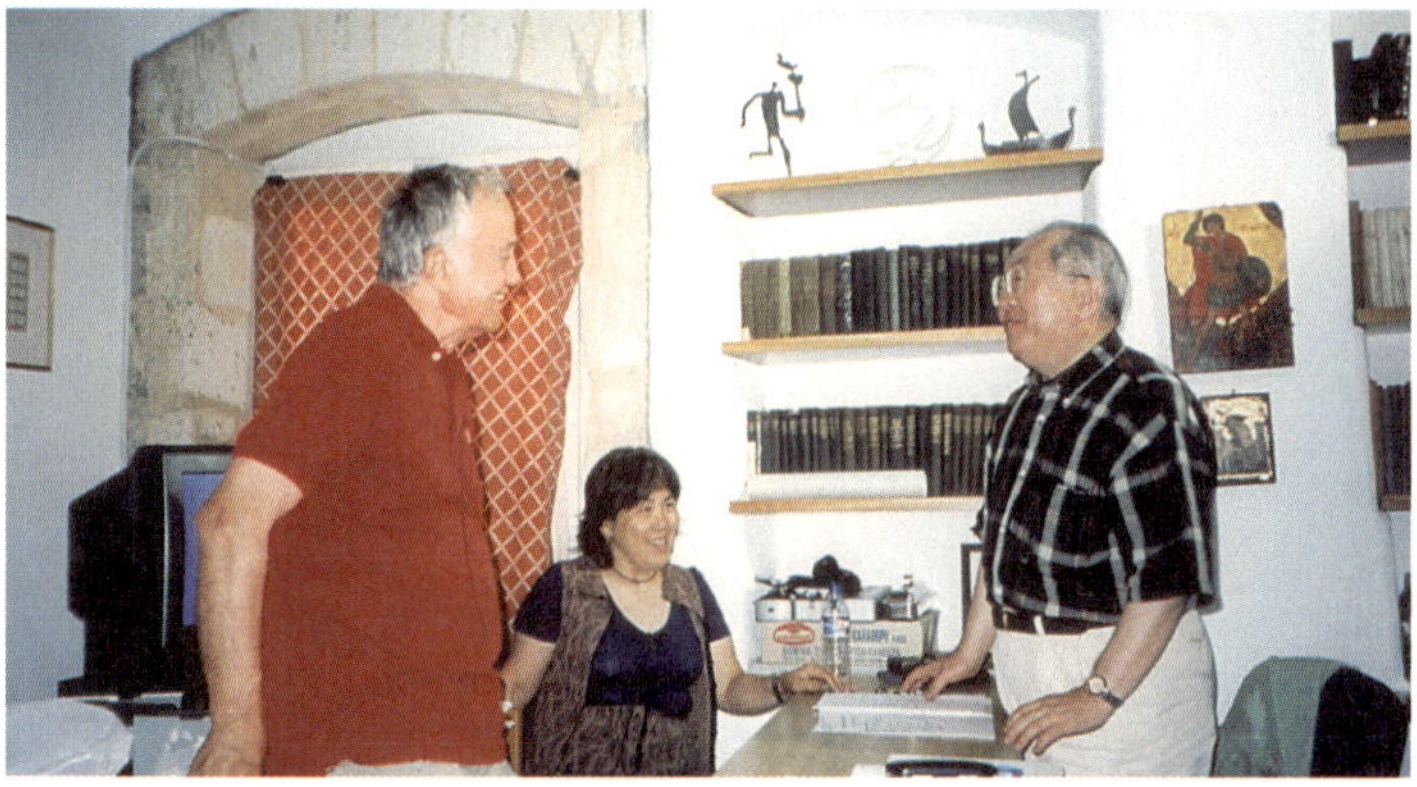

ギリシャのアロニソス島にジョージ・ビソルカス氏を訪ねて行ったときの写真。ヨーロッパにはビソルカス氏の信奉者が多く、帯津先生が訪れたときも50人ぐらいが症例を持ち寄って検討会を開いていたという。

取材・文／高橋利直　写真協力／帯津良一

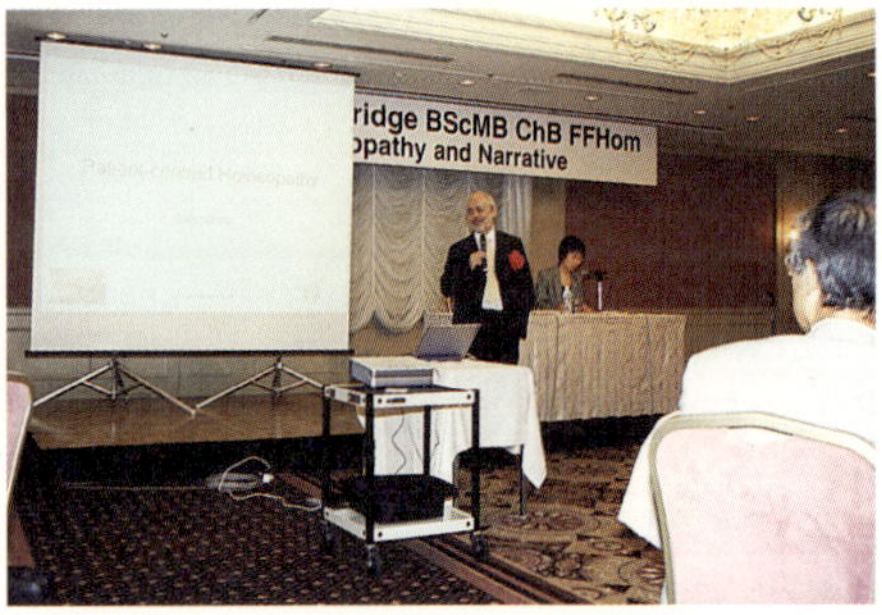

ホメオパシーセミナーで、ナラティブ（患者さん一人ひとりの物語）の大切さを説明するホメオパシーの第一人者、ボブ・レクリッジ氏。一人ひとりの物語には一つひとつ違ったレメディがあると言います。

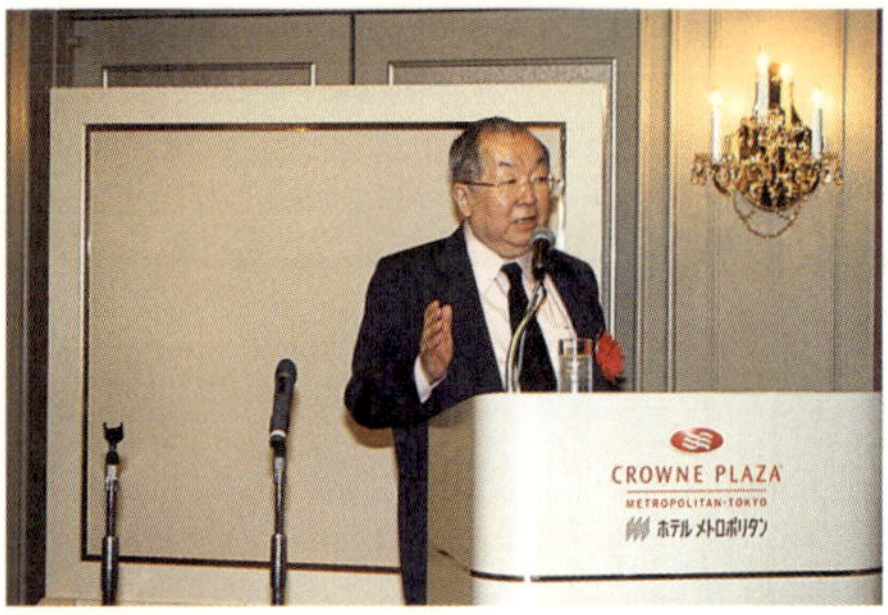

東京・池袋のホテルメトロポリタンにて2004年５月に、イギリス、グラスゴウのファカルティー・オブ・ホメオパシー会長のボブ・レクリッジ氏を招いて開催されたホメオパシーセミナーで挨拶をする帯津先生。

の医学」だと思いました。その瞬間から急に興味を持ち始めて、それからあとの講義は一所懸命聞きましたね。

この後、さっそく「これを習うにはどうしたらいいのか」と聞くと「ロンドンに行って、しかるべきところで勉強をするのが一番いいだろう」と言われました。

しかし、現実には病院をやりながらロンドンに行くなどできない。そのとき私が考えたのは、医者の資格で診療できるわけですから別に資格はいらない、実力さえつければいい。だから、「とりあえず基礎を教えてくれないか、ただし一年ぐらいしか時間がないので、基礎中の基礎でいいから教えてくれ」と頼みました。

そうしたら、「いいですよ」という返事でした。これが私とホメオパシー医学との最初の出会いです。講義は２０００年の3月に始まりました。でも、私の場合は忙しくて講義になかなか出席できないのです。初めから講義の日に講演の予定も入っていましたからね。あんまりいい学生じゃなかったと思いますよ。

ところが3月頃から勉強を始めて、そのことを私の病院の患者さんに話したら「ホメオパシーを受けたい」と希望が多くてね。最初は修行中だからダメだといっていましたが、とにかく、せっつかれて断りきれず7月頃から病院で始めました。勉強を始めて4か月ですよね。しかも、まだ何回も講義を受けていないから、手探りで独学だしそれは大変でした。「レパートリー（※1）」と「マテリア・メディカ（※2）」に首っ引きで始めました。

こちらは修行中の身で、まだ何ともつかないんだからお金なんか取れない、と言うことで無料で始めたんです。無料ということもあって、患者さんにとても人気で、わんわんやりたがるわけです。言っては悪いけれど、それが勉強になりました。

ホメオパシー医学の日本での普及のため医学会を立ち上げる

同じ時期に「日本の医療の中にホメオパシー医学を普及させるのには、医者がやらなくてはダメだ。そのためには医者の学会をつくらなきゃダメだ」という気運が高まりました。そして私が理事長を引き受け、日本ホメオパシー医学会が２０００年の1月に発足しました。学会といってもそれほど集まらないだろうと思っていたら、予想よりも集まって、50人くらいが設立総会に来たんです。

学会の方は指導団体を決めなくちゃいけないと考え、さっそく板村論子先生（※3）がいろいろと調べてくれて、イギリスの「ファカルティ・オブ・ホメオパシー」という医者だけのホメオパシー団体へ話をつけました。そうしたら「協力する」と言ってくれたのです。

※1 レパートリー…ホメオパシー薬を症状別にまとめた事典。※2 マテリア・メディカ…ホメオパシー薬がどのような肉体的、精神的などの特徴をもつかが記載された事典。※3…板村論子先生は13ページに登場しています。

ホメオパシー医学は現代医療の修羅場をくぐってきた医者でないとできない

ホメオパシー医学の研修制度グラスゴウモデルを確立

ちょうど2000年の10月に、「ファカルティ・オブ・ホメオパシー」の2年に1回のコングレス(学会)がイギリスのバースで開催することになっていました。「そこへ1回、出席しませんか」と誘われて行きました。

そこで、当時会長のボブ・レクリッジ先生にお会いして、日本での研修をバックアップすると確約をとって帰国しました。日本で研修制度を敷くにも、まずは世話人が勉強しなくちゃいけないので、イギリスから講師を招いて世話人だけで勉強しようと思っていたら、なかなかそれが実現できません。あとで考えたら、イギリス側にも豊富に人材がいるわけではないから大変だったんですね。

私は、「向こうが来れないなら、こっちから行こう」と提案して、それでイギリスのグラスゴウへ学びに行くことになったのです。2001年の春先あたりでした。

そしてグラスゴウへ行き、1週間、朝から晩まで集中講義を受けることを2001年から2002年にかけて5回やりました。それで向こうの3年分の勉強を終わらせました。すごく中身の濃い講義だった上に、講義はすべて英語で通訳が入るため、どうしても時間が余計にかかるのです。

そのあと帰国して日本での研修制度を設けました。これがグラスゴウモデルです。初めは私たちだけでは教えられないから、グラスゴウのホメオパシー病院のデヴィット・レイリー院長にも来てもらっていました。

彼は年齢はボブ・レクリッジ先生と同じで、実力者です。その後私たちもだんだん経験を積んで、今では板村先生が中心となり、グラスゴウがちょっと手伝う。あるいはグラスゴウ以外のイタリアのマッシモ氏など、海外の実力者をときどき招くというかたちで運営しています。

ホメオパシー医学の治療は経験豊富な医師がやるべきこと

西洋医学の医師のなかにも、患者さんの病態にかかわらず決められた計算どおりのことをやってい

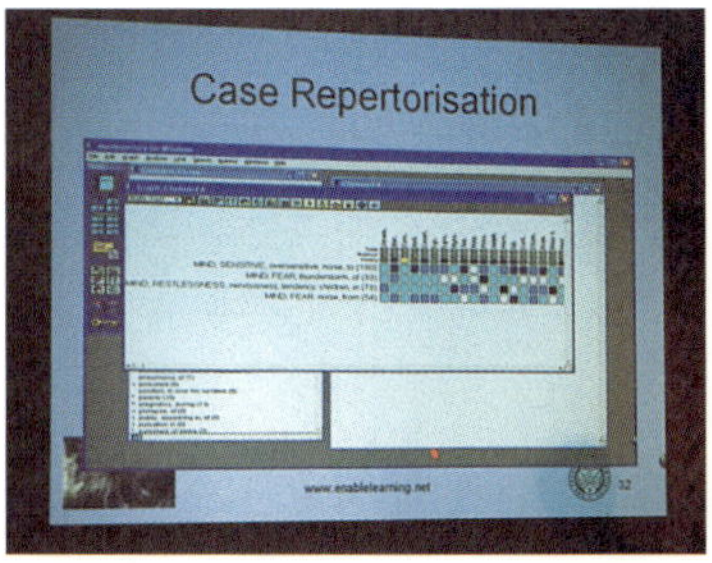

ホメオパシーの薬、レメディを選びだす作業をレパートリゼーションと呼びます。写真は、コンピュータのソフトを使用してレメディを選ぶ行程の説明です。

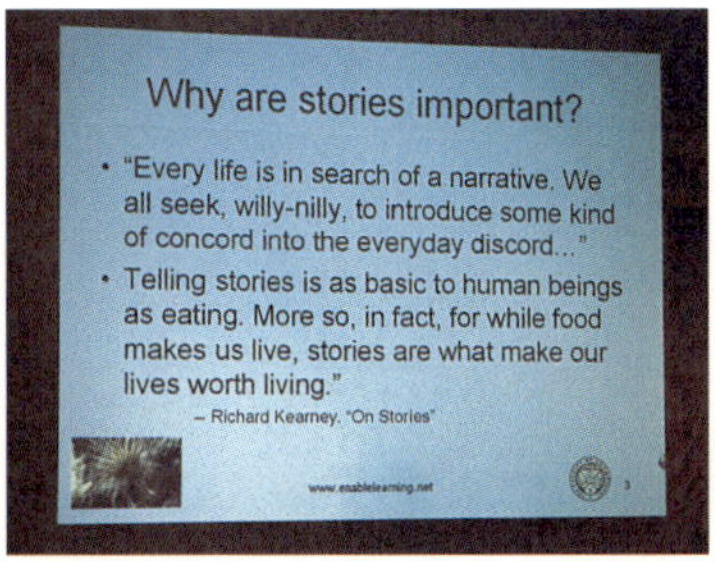

ホメオパシーでのナラティブとは、患者さんが語る物語の事実や詳細だけでなく、どのように語っているか、どのくらい情熱を持っているか、まで焦点を当てていきます。

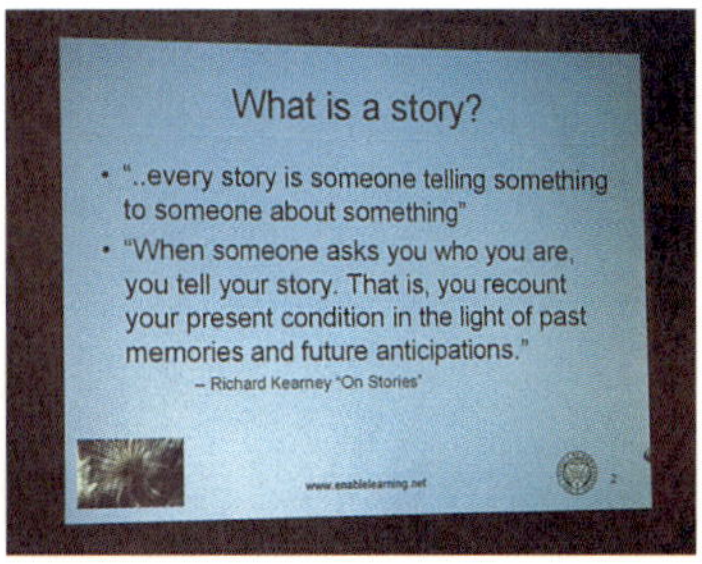

ホメオパシーの治療では、医師と患者さんとの話を通してその病気の症状を理解し、病気の像と対応するレメディをレパートリゼーションにより探します。

るだけの人や、臨床医でも非常に怖い思いをしながら育ってきた人と、そういう経験を積まずにきた人がいます。

生きるか死ぬかの患者さんを常に見てきた医師は、いろいろな怖さがわかっています。「これから先へ行くと危険だな」とか、「この状態ではもう少し様子を見ても安心だ」とか自分が経験した怖さが、その都度、頭の中にひらめくのです。現代医学の修羅場をかいくぐってきた人ならば、ここでやめようとか、これは違う方法をとろうとか、常に考えるわけです。

ホメオパシーではこういう経験が生かされることが多く、ホメオパシーだけで他の治療法を持たないと、必ず問題が起こると思います。

もう一つ、ホメオパシーだけに頼る治療しかしていない人のなかには、「ホメオパシーには西洋医学的な思考過程が邪魔なんだと、だからホメオパシーをやる人は西洋医学を一回捨てた方がいい」と言う人がいます。でも、私の経験からすると決してそんなことはないですね。中国医学でもそういうことを言う人がいるんです。でも、私は「なんでも手持ちとして武器があった方がいい」と考えます。

これは私の持論ですが、どんな病気であれ、一つの治療法だけに頼って最後まで行くのはよくない。壁にぶち当たったら他の治療法に目を向ければ、意外とそこを救ってくれるものはありますからね。やっぱりある程度の戦術をそろえて戦略を組み立てる、ということが必要になってくるのです。

ホメオパシー医学はエビデンスを越える直観の医学

ホメオパシーを治療に取り入れていく中で、エビデンス（科学的根拠）が乏しいという意見が出ることがあります。しかし現代医学にエビデンスがあるからといって、現状では治らない病気もあるし、病人もどんどん増えています。

そもそも、こう反論すること自体が意味のないことで、人間まるごとをみる医療を目指している私にとっては、ボディ、マインド、スピリットを渾然《こんぜん》一体として捉《とら》えることが目的です。科学が解明していないものにアプローチしているのですから、エビデンスがどうのという議論に参加しても科学の進歩に見合っただけのエビデンスしか得られません。

だから、臨床の現場でもエビデンスを求める努力を評価しながらも、これに深入りすることなくエビデンスの不足は直観で補っていけばよいと思っています。

直観にはエビデンスを超えた何物かがあります。医療においてもしかり。現に直観が軽視されてしまった分だけ、今の医療が殺伐としてきたのではないかと思います。この直観の領域を豊かに含んでいるのがホメオパシーで、私はホメオパシーを直観の医学だと位置づけています。

ホメオパシー医学は、エビデンスがない分、客観性、再現性に劣るわけですので、治療家は常に謙虚《けんきょ》である必要があります。その意味でも、ホメオパシーは西洋医学の知識を身につけている医師であることが望ましいと思いますね。「エビデンスの塊《かたまり》」のような西洋医学を身につけていると、ホメオパシーの足りないところや西洋医学を凌駕《りょうが》しているところがみえてきて、治療者も謙虚《けんきょ》になります。

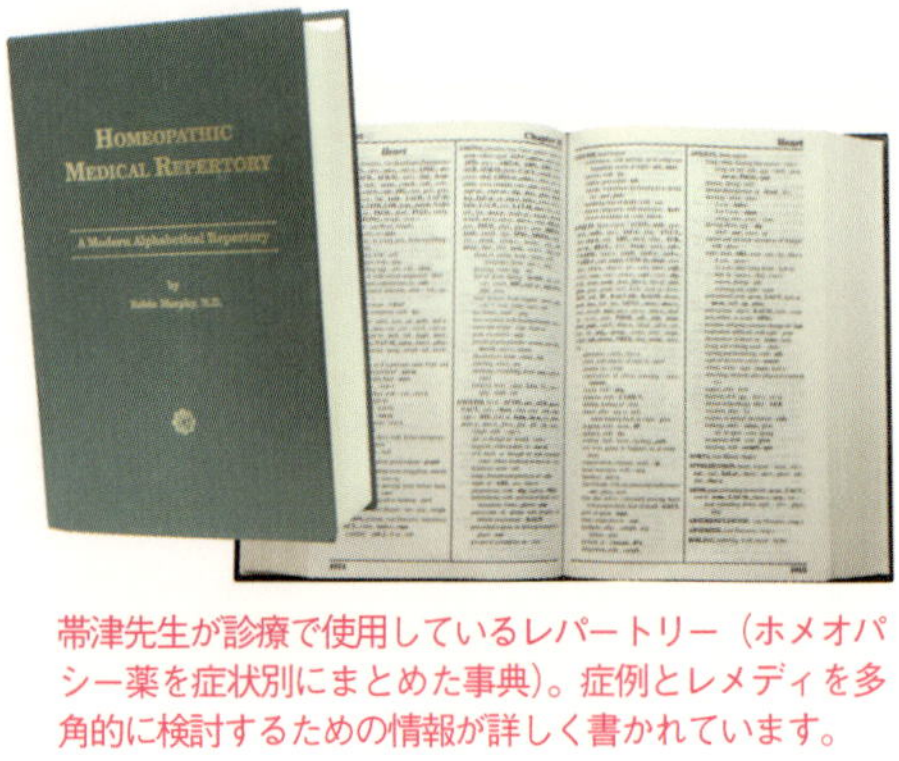

帯津先生が診療で使用しているレパートリー（ホメオパシー薬を症状別にまとめた事典）。症例とレメディを多角的に検討するための情報が詳しく書かれています。

ホメオパシーを医療へ取り入れることへの期待と効果

ホメオパシーが日本にもっと浸透すると医療の質は向上すると思います。一つは治療法が豊富になるからです。これはもうダメだというあきらめていた症状もあきらめないで済むようになります。

それからもう一つ、ホメオパシーは人間の心理的状態の改善にとても役立つわけです。

がんにしても、リウマチもそうですが、慢性疾患の人は気持ちの上でいろんな問題を抱えているでしょう。不安やいらだち、悲しみ、怒《いか》りとかね。そういうものや死の恐怖を和らげる医学としてはホメオパシーがいちばんだと私は思っています。

そういうことから心理的な面にホメオパシーが入ってくると、治療の幅がでてきます。さらに、医師は診断をするために人間まるごとを観るくせがつきますから、それで患者さんのいうことをよく聞くお医者さんが増えてくるのです。

ホメオパシーを医療に取り入れていると、些細《ささい》なことでもきちっと受け止めることができて、そういう意味で、まず治療法が豊富になってあきらめないで済むことがでてきます。それから、心の治療に目が開かれていくことと、人の話をよく聞くという医療者が増えてきます。

こういうことで医療はよくなっていくと思うんです。

さらにいえば医療費の削減になるわけです。ホメオパシーのレメディ代は現代医学の薬と比べて非常に安いので、これで病気を治すことができれば、お金をかけなくていいわけです。そういう意味でもホメオパシーが医療に入ることによって、いい点がいっぱい出てくるのです。

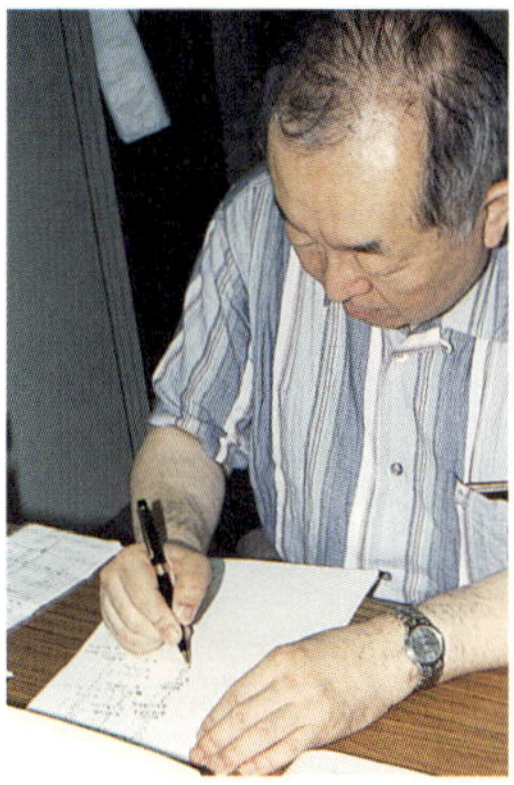

診断する

ホメオパシーの診断は、患者さんからの聞き取りが中心です。私はホメオパシーだけを行っているわけではないので、回診のときに少し話をして、後は質問票をもとにして診断をしていくという方法をとる場合もあのます。

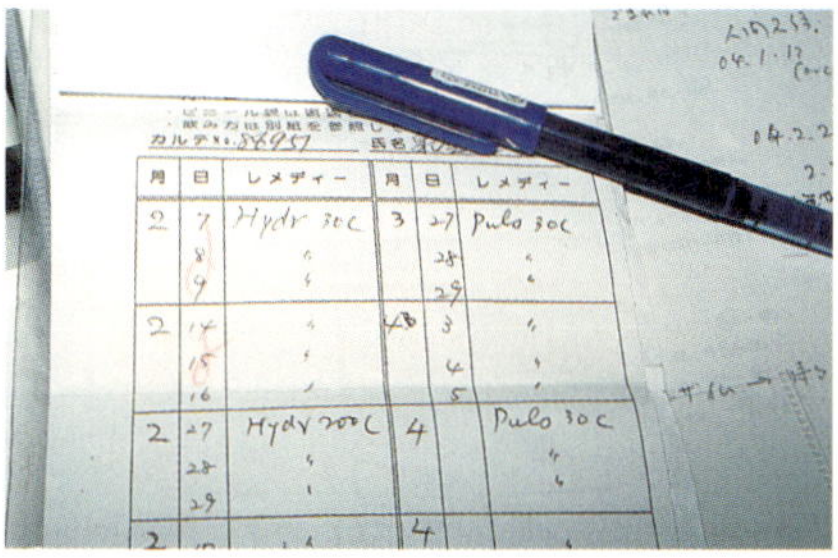

カルテを書く

質問票はA4版の用紙に約10ページにわたって、さまざまな質問があります。本来は1時間なり2時間かけて、患者さんの話をさえぎらずにゆっくり聞いて診断します。

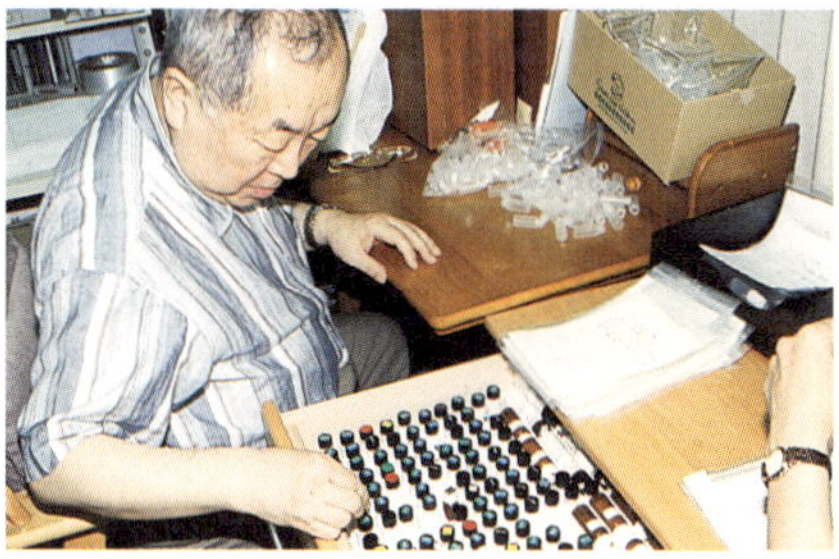

レメディーを選ぶ

患者さんの話や問診の結果から、心や命の状態をつかみ取り、その状態をパターン化し、レメディの辞典と照らし合わせ、最も適したレメディを選んでいきます。

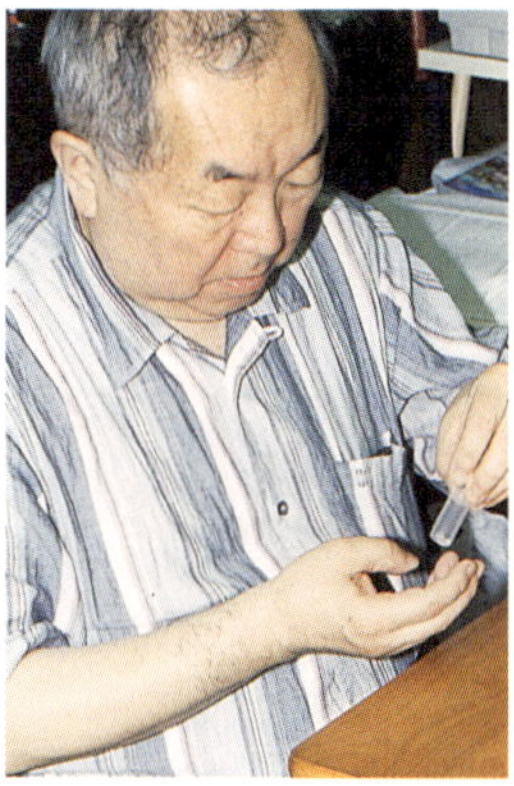

容器に詰める

ホメオパシーの薬、レメディは植物や動物や鉱物から採取し、希釈して滲透させた母液（マザーティンクチャー）を、甘い砂糖玉に染み込ませたものです。レメディボトルに入れ、ラベルを貼って完成です。

治療の幅が広がるホメオパシー医学は理想のホリスティック医学

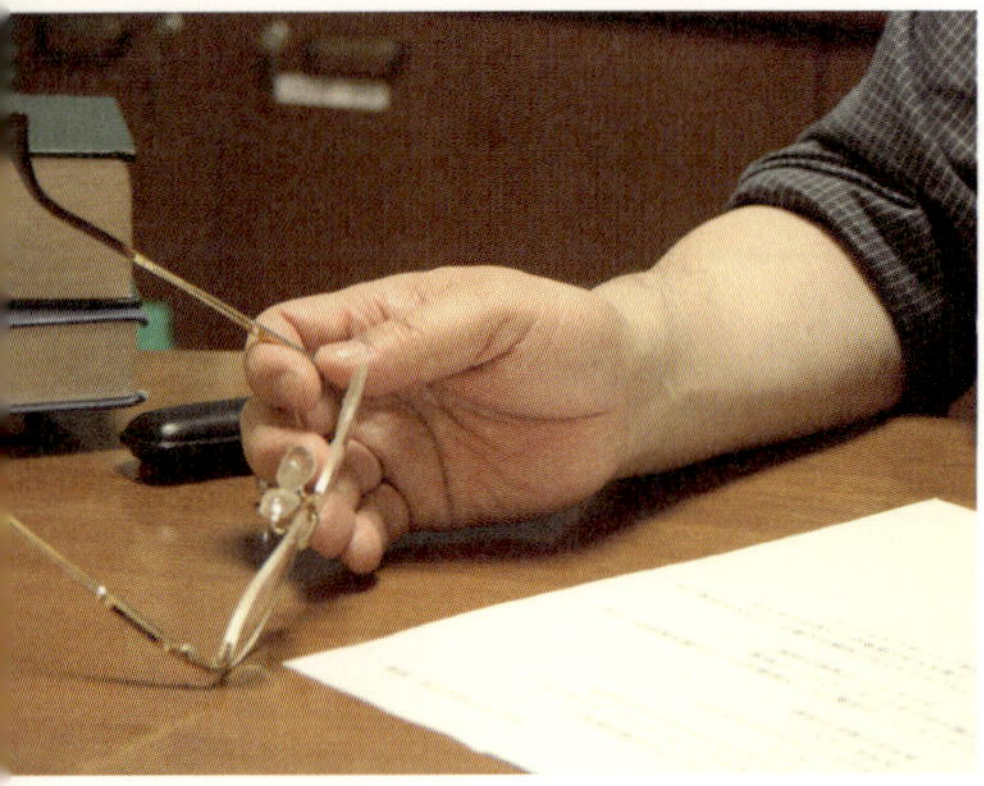

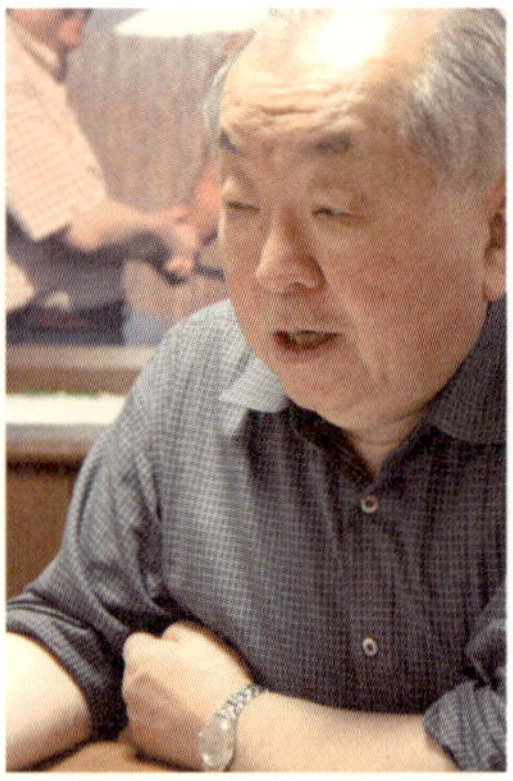

応急手当に基本的なレメディを使用するのであれば、あまり間違いはないと思いますが、本来、ホメオパシーのレメディは、自分で処方するには相当広くて深い知識がないと危険です。

ホメオパシーによるがん治療とホリスティック医学

私の病院で、ホメオパシーをがん治療の一環に取り入れ始めた頃、「ホメオパシーでがんは治りますか?」という質問を受けました。

そういう質問を受けたときに、すかさず、「では、西洋医学で治りますか?」と切りかえしていた時期もありましたが、今ではそのような議論はしないようにしています。ホメオパシー医学にしろ、西洋医学にしろどちらも素晴らしい医学体系であり、互いを比較することの方が愚《おろ》かであることに気づいたからです。

正確に言うと、ホメオパシーは生命場に働きかける医療なので、治しではなく癒《いや》しです。今では、「ホメオパシーでがんは癒せますか?」という質問には自信をもって「はい」と答えます。

実際、がん患者にレメディを投与して、がん細胞が縮小したわけでも痛みが消失したわけでもありませんが、「なんだか体力がついてきた、気力が出てきた、痛みは同じでも前ほど気にならなくなった」という回診での患者さんの発言は、日常茶飯事になっています。

ホメオパシー医学だけではなく、すべての生命場を高めるエネルギー医学について言えることですが、あまり治った、治らないにこだわりすぎると、その本質を見誤ることになりかねません。正しい道に進めなくなります。

治った、治らないの二極化は、20世紀の西洋医学のめざましい発展が生み出した一種の呪縛《じゅばく》です。医療者も患者さんもこの呪縛から抜け出してほしいということが、ホリスティック医学を目指す私の考えの一つです。そして、その一役を担《にな》うホメオパシー医学を日本の医療の中でしっかりと育ててゆきたいと思います。

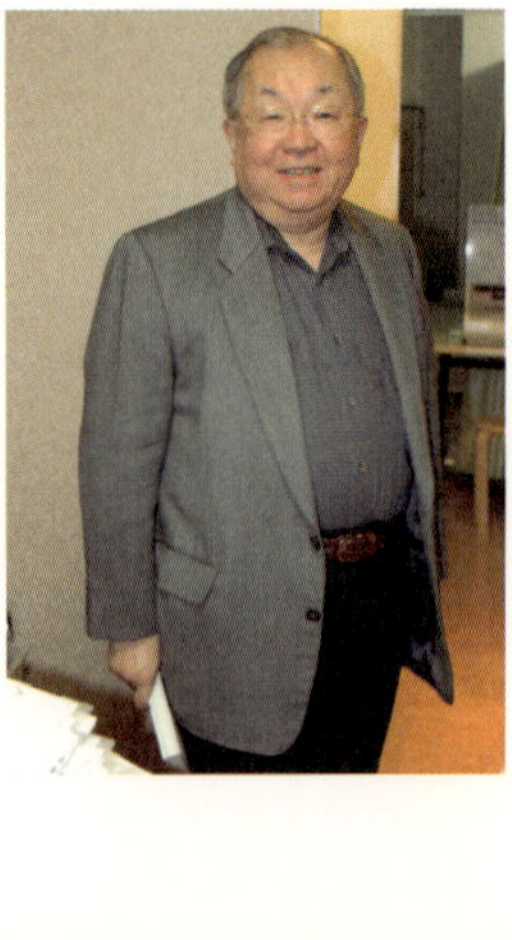

レメディはインターネットや通販で誰でも購入することができますが、私は医療の中で広めるというのが基本と考えています。「どうしても」という人は、一度、病院にきてもらって診察してからレメディを処方するようにしています。

What's homoeopathy?

ホメオパシー医学を正しく理解するために、

専門医として伝えたいこと

板村論子 医学博士・帯津三敬塾クリニック院長

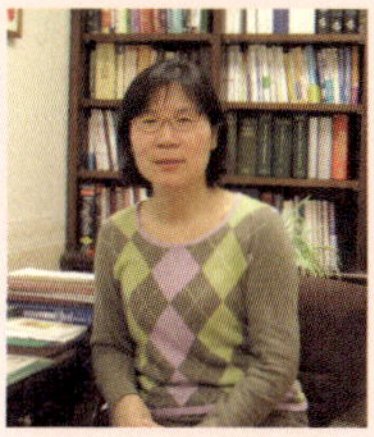

Profile いたむらろんこ 1984年に関西医科大学卒業、京都大学大学院博士課程修了。マウントシナイ医科大学（米国）留学。東京慈恵会医科大学勤務。2003年に日本人初の英国 Faculty of Homoeopathy（MFHom）専門医となる。ホメオパシー医学以外でも、森田療法など精神療法を組み合わせ治療効果をあげている。日本ホメオパシー医学会の第1号の専門医資格取得者で、日本の医療の中に、ホメオパシー医学をしっかりと根付かせたいと、積極的に活動中。

ホメオパシーは、本来、体に備わっている自然治癒力に働きかけ、病気の人が全体のバランスを取り戻し、回復していく過程を助けることを主眼にしています。病気に焦点を当てるのではなく、その人自身に焦点を当てるため、その治療過程では一人ひとりの個人が対象となり、このことが患者中心の医療といわれるゆえんです。ホメオパシー医学を日本の医療の中に、適正に定着させるためにどうしたらよいかを考えます。

ホメオパシー医学は西洋医学の中から誕生した医療体系の一つです

ホメオパシー医学は、約２００年前に、ドイツ人の医師サミュエル・ハーネマンが体系化した医学です。また、西洋医学から生まれた医療体系ですので、西洋医学の流れを受け入れやすい土壌のあるヨーロッパでは様ざまな形式で活用されています。

各国別の事情をみると、フランスでは国民の40％がホメオパシーの利用経験があります。治療は医師のみがおこなっていますが、家庭では応急手当（ファーストエイド）に利用され薬局で手に入ります。

イギリスは、少し変わっていて動物にレメディを投与するには獣医師の資格が必要ですが、人には医師の資格は問われません。ですから医師でない治療家もいますが、イギリスでは地域ごとに家庭医制度を設けていて、家庭医の紹介状がない限り患者さんがいくらホメオパシーを受けたいといっても、保険制度の中でホメオパシーを受けられないという別の規制もかかっています。

ドイツでは、レメディの形態が混合レメディ（combination remedies）といって、ひとつのタブレットでいろいろ効くようにレメディが混合して含まれています。イタリアでは、以前は医師以外でも診断できましたが、法的に規制が入り治療者は医師だけとなって治療の質がよくなりました。またオランダでは、西洋医学かホメオパシー医学か、治療者がどちらかを選ぶ必要があり、ホメオパシー医学をする場合は西洋医学の医療免許を返すことが制度づけられています。

取材・文／高橋利直　写真協力／板村論子

ホメオパシーは医療従事者が行うべき医療です

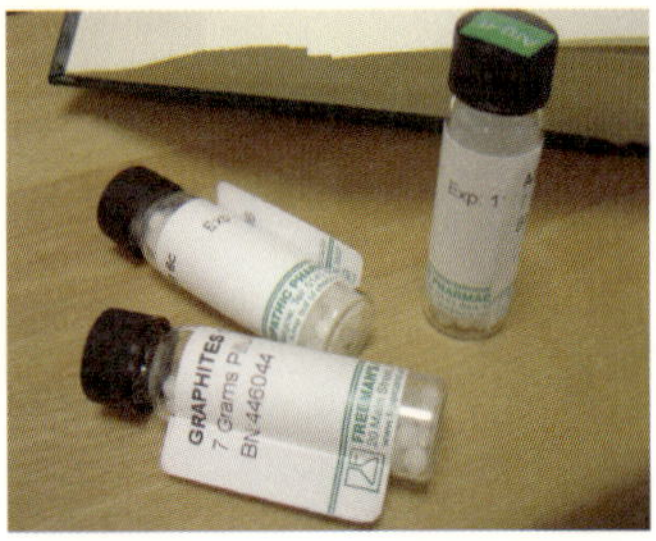

フランスやベルギー、イタリアなどほとんどのヨーロッパ諸国では、レメディが医薬品として認可され、多くの国で保険制度が適応されています。これに対して日本では、レメディは医薬品として認められておらず、保険適用の対象となっていません。そのために、ホメオパシーによる医療制度については法的規制もなく、混乱した状態にあるというのが実情です。

さらに雑誌や最近ではインターネットでも、ホメオパシーの良さを、ある特定のことだけ強調したり、すばらしいことばかりという情報が飛び交うようになっています。患者さんの治療を扱う以上、こうした状態は好ましくなく、日本のホメオパシーが適切に行われるための医療制度と環境づくりが強く望まれます。

ホメオパシーを受診する場合は、知識のある医師に見てもらうことをおすすめします。ホメオパシーは日本ではこれまでほとんど知られていませんでしたが、ここ数年の間に民間療法の一つとして、ごく一部で治療行為がなされるようになりました。

さらに医師の中にもホメオパシーを学ぶグループができ始めました。ホメオパシーを真摯《しんし》に実践するために、また、医療間の連帯をはかり、日本におけるホメオパシー医学による医療の普及に貢献することを目的に、日本ホメオパシー医学会が設立されました。

豊富な臨床経験がないと、適切な判断ができない場合もあります

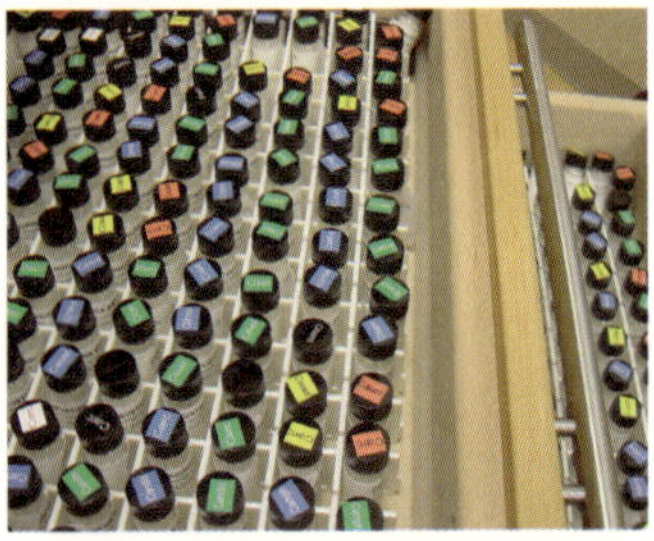

ホメオパシーでは、その人に最適なパターンのレメディを見つけることが最も大切です。治療者は情緒的な介入ではなく、患者さんのありのままを受け取る必要があります。「患者さんと分かち合う、共感する」のではありません。「患者さんの症状とレメディのパターンを照らし合わせる（ミラーリング）」のです。だからその人が語りやすい、自分のことが言える、という環境をつくることはものすごく大切です。

例えば患者さんが治療者の前でずっといい人でいては適切なレメディがなかなか見つけられないこともあります。精神的なことだけでなく、身体的なことも含めてその人のありのままを診ます。検査を受けている方は検査結果を診ます。内服している薬の種類からも、その人の病態の重さなどがある程度わかります。

診療科目でいちばん難しいのは皮膚科と精神科領域だと思います。内科系の場合はある程度検査データと受けている治療が指標になります。例えばリウマチの人は、免疫抑制剤を使っているか、免疫刺激剤を使っているか、生物製剤を使っているかで病態が推察されますが、精神疾患はその判断が難しいように思います。精神疾患は服用している薬である程度はわかりますが、実際会って話をしてみると、精神疾患の豊富な臨床経験がないと判断しづらいのが現状です。

What's homoeopathy?

受け手として正しく利用するための10のポイント

ヨーロッパでは、医薬品扱いで法的規制のあるホメオパシー薬、レメディは、日本では食品扱いのため制度上では誰でも購入することができます。ホメオパシーで適切な治療を受けるために、心得ておきたいポイントをご紹介します。

Point 1

ホメオパシーは、誰もが持つ自然治癒力に働きかける治療法です

本来、人には病気になっても治る力があり、この治る力は自然治癒力と呼ばれています。ホメオパシーはこの自然治癒力に働きかけ、体の中で滞《とどこお》っている治る力を発動させて病気を回復の過程に導く医療です。

いろいろな患者さんがいるので一概には説明できませんが、例えば、うつ病は西洋医学的には抗うつ剤などの薬で症状を抑える対症療法が主体ですが、患者さん本人の持っている自然治癒力が働いて、自分で変わっていくというのが、ホメオパシーにおける回復です。

Point 2

ホメオパシー医学では、似たものが似たものを治すという原則があります

ハーネマンは医学書を翻訳しているときに、「マラリアに対してキナ皮が有効」という記述に出会い、自分でキナ皮を服用してみました。するとマラリア特有の症状を次々と発現したのですが、こうした症状が2、3時間続き、やがて消失するという経験をしたのです。

このことからハーネマンは、病気を治療する薬はそれを健康な人に投与した場合、その病気と同じような症状を引き起こし、そこから治癒が起こるという原則を見いだしたのです。

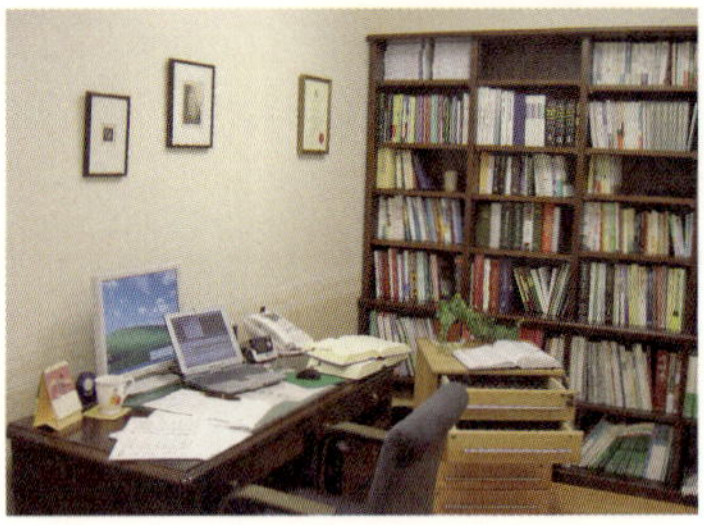

ホメオパシー関連の書籍がズラリと並んだ本棚とライティングデスクが置かれている、板村論子先生の診療室。心が癒され、温かく穏やかな気持ちになります。

Point 3

ホメオパシー医学では、最小限で効果的な投与を行うという原則があります

ハーネマンは、物質をどのくらい希釈《きしゃく》すれば危険がなく、治療効果を期待できるかという臨床実験を行った結果、途方もなく希釈しても薬効は消えることなく、かえって効力（ポーテンシー）が増すということを発見したのでした。さらに、希釈した溶液を振ること（振とう）によって薬効が高まることも発見しました。

Point 4

ホメオパシーは個別的に、その人の全体の調整を行う医療です

患者さんが診察室にみえたその瞬間から、ホメオパシーは始まっています。そして顔色や表情、物腰や言葉つきなどから、カギとなる症状にもっとも適したレメディを選んで処方します。

この過程はコンサルテーションと呼び、個別的に患者さんを診ながら、患者さんにもっとも適したレメディを見つけます。

Point 5

ホメオパシーは、症状や疾患だけでなく病気の人全体に焦点を当てます

西洋医学は、科学的根拠を大前提として行われてきた結果、熱が出れば解熱剤という対症療法を発展させてきました。一方、ホメオパシーは、治療者は患者さんの症状や疾患だけではなく、病気の人全体に焦点を当て、全人的、包括的に理解し、共有の場をつくりながら病気の人そのものを治療していくという考え方が基本です。

Point 6

ホメオパシーは、症状に細かく対応した一人ひとり個別の治療が可能です

ホメオパシーは、人間まるごとを捉《とら》えられないとレメディが決まりません。例えば腰が痛いといっても、その痛みには色々な要因があります。身体的な使いすぎによる疲労なのか、腎臓かどこか内臓に異常があるのかなど、多様な要因が考えられます。そこへいたる判断というのは、その人をまるごと観ていかないとできません。

What's homoeopathy?

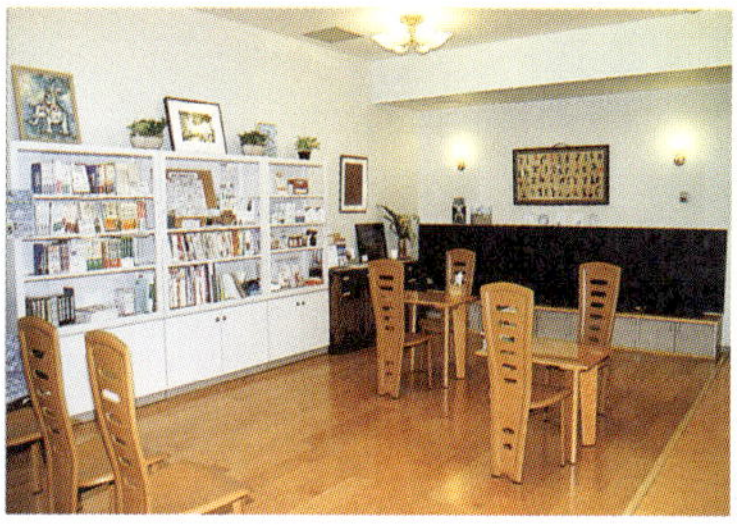

東京・池袋のホテルメトロポリタン地下1階にある、帯津三敬塾クリニック。ここでは、ホメオパシー治療の他、漢方、鍼灸、気功などホリスティックな治療が行われています。

Point 7

患者・治療者間の関係が大切で、人と人との共鳴が回復をもたらします

ホメオパシーの診断で最も重要なことは、患者さんの直接の訴えとともに、内在的な訴えにも耳を傾け、その訴えに適応するレメディを見つけることです。その際には身体的症状だけではなく、心理的、社会的な面を含めてその人を包括的に理解し、それにもっとも適したレメディを選んで処方するというプロセスを踏んでいくのです。

Point 8

レメディが治すのではなく、患者さん自身の力で治っていきます

精神科医のハインツ・コフートは、「患者が人生の楽しみを以前よりももっと強烈《きょうれつ》に体験することができるという事実によって治癒《ちゆ》が確認される」と述べています。これを私なりに解釈すると、病気からの回復は単に病気になる前の状態に戻ることではなく、その人の生き方そのものが変わることではないかと思っています。

Point 9

ホメオパシー薬（レメディ）が安全でも、使い方次第で危険になります

あるとき母親が子どもを連れて、子どもの飛び火《とびひ》（伝染性膿痂疹《のうかしん》）、それも2週間も経って全身に広がって発熱もみられる段階で、初めて病院へやってきました。話を聞くとレメディをインターネットで購入して次々と投与したということです。レメディが安全だといっても、使う人が病気を見誤って投与したら何の効果もありません。

Point 10

ホメオパシーは他の治療法と同様に、万能ではありません

現代医療でできない病気の治療をサポートするのがホメオパシーの上手な利用法だと思います。もちろんホメオパシーのできないことで現代医療ができることもあります。実際の治療では、ホメオパシーはほとんど西洋医学と併用しています。また精神疾患では、森田療法※などの精神療法もホメオパシーと組み合わせて対処します。

※森田療法…1919年に森田正馬氏により創始された。日本で始められた代表的な精神療法（心理療法）。

新たな可能性を広げるホメオパシー医学を日本の医療の中に適切に安全に根付かせたい

ホメオパシーは、ヨーロッパが起源の医学ですので、当然、民族としての人種とか文化の違いが反映してきます。ホメオパシーの根幹《こんかん》は一緒ですが表層に出てくるところを見誤るとレメディの選択を間違います。文化や生活の背景をきちんと理解しないで表層だけみて、レメディを決めても、誤った選択になります。

実際に私の経験からしても、ヨーロッパでつくられたマテリアメディカ（あるレメディにどんな症状を起こす力があるのかを一つひとつ解説した薬事典）で、そこに書かれている情動に関する記載をもとにレメディを決めても、患者さんにうまく適応できないケースが多いのです。日本人には日本人独特の感情の表現方法があり、例えば「プラチナ」というレメディは「最も傲慢《ごうまん》（haughty）である」と書いてあって、ヨーロッパではそういう傾向のある人に使いますが、日本人では「プラチナ」を処方した多くの人は「とても傲慢」ではありませんでした。日本人は他者に対して傲慢で無礼な態度はしないし、むしろ自分の感情を無意識に押し込んでいます。表層だけ、感情面だけに焦点をおいてレメディを選択するのは危険です。

このように、同じように見える症状でも、その人の置かれている環境や、性格によっても処方するレメディは違う場合もあるので、身体症状を含め現代医療で十分な治療経験を積んだ医師でないと見分けることが難しいと思います。

現在、日本におけるホメオパシー医学は、その治療者も、その薬も、何ら法的規制がされておらず、残念ながら日本は危険な状況にあるといえます。したがって、ホメオパシーの利用にあたっては、治療者を選択する患者さん自身が賢くならなければならない状況にあるといえます。

また、前述の日本ホメオパシー医学会には研修医制度があり、研修を終了した医師には、認定医、専門医という資格を授けています。そして日本ホメオパシー医学会では受診を希望する方には認定医、専門医を紹介していますので、治療を希望する方は直接連絡を取られることをおすすめいたします。ただし、ホメオパシー医学は、現代医学の中では確立した医学として認められておらず、さらに総合病院や大学病院では理解を得られていないところもまだ多く、そのため医師もその資格を公表することが治療に支障をきたすこともあり、現在では、情報は公開せず希望をする方への紹介に限っています。

今、ホメオパシーへの関心は急速に高まっていますが、ホメオパシーが日本の医療の中に定着するか否かにとって、ここ数年の経過が重要なカギになるかもしれません。適切な治療を行えば、治療の幅が一段と広がるホメオパシー医学を日本の医療の中にしっかりと根付かせるために、これからもホメオパシーの専門医として研鑽《けんさん》してゆきたいと思います。

※日本ホメオパシー医学会の認定するホメオパシー認定医・専門医については、事務局まで直接お問合せください。
日本ホメオパシー医学会事務局　E-mail sec@jpsh.org　FAX 03-5821-7439

日本の病院でも少しずつ実践されつつある

アントロポゾフィー医学

20世紀の初頭、オーストリアの思想家にして社会運動家でもあった
ルドルフ・シュタイナーによって創始されたアントロポゾフィー医学は、
従来からの自然科学的な西洋医学をベースに、
シュタイナーの人間観、世界観、宇宙観から新たな医療を展開しようとするものです。
アントロポゾフィー医学は、当初からホリスティックで統合的な医学を目指し、
ドイツ語圏を中心に欧米で発展し、今日に至るまで拡ってきました。
日本では、その実体はほとんど知られていませんでしたが、
2004年に国際アントロポゾフィー医学ゼミナールが始まるなど、
医師や医療スタッフによる治療の実践が始まっています。

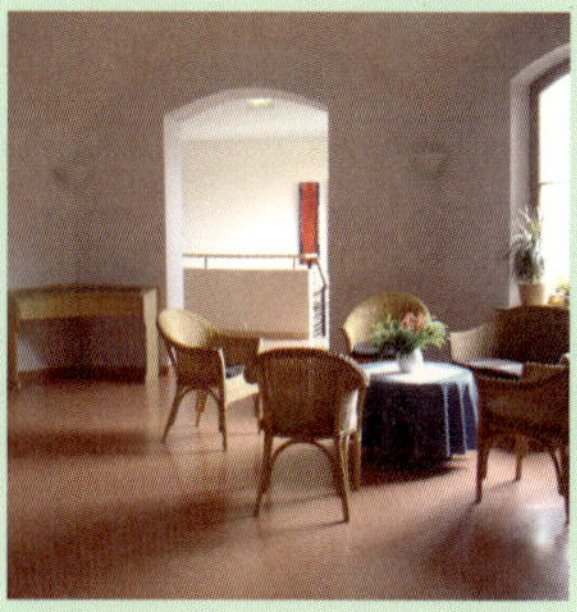

アントロポゾフィー医学の創設者

ルドルフ・シュタイナー

1861年～1925年。幼い頃から哲学と文学に関心を持つ。大学では工学を学ぶが、薬草採集家と出会い、自然を神秘学的に理解することを示唆され、また、ゲーテの世界認識に強い影響を受けて、人間は肉体、心、精神を超えた存在であり、この世界の背後には精神の力があると認識するようになる。シュタイナーのこうした認識に基づく世界観はアントロポゾフィー（人智学）と呼ばれ、その影響はアントロポゾフィー医学、建築、教育、農業、芸術など多岐に及んでいる。

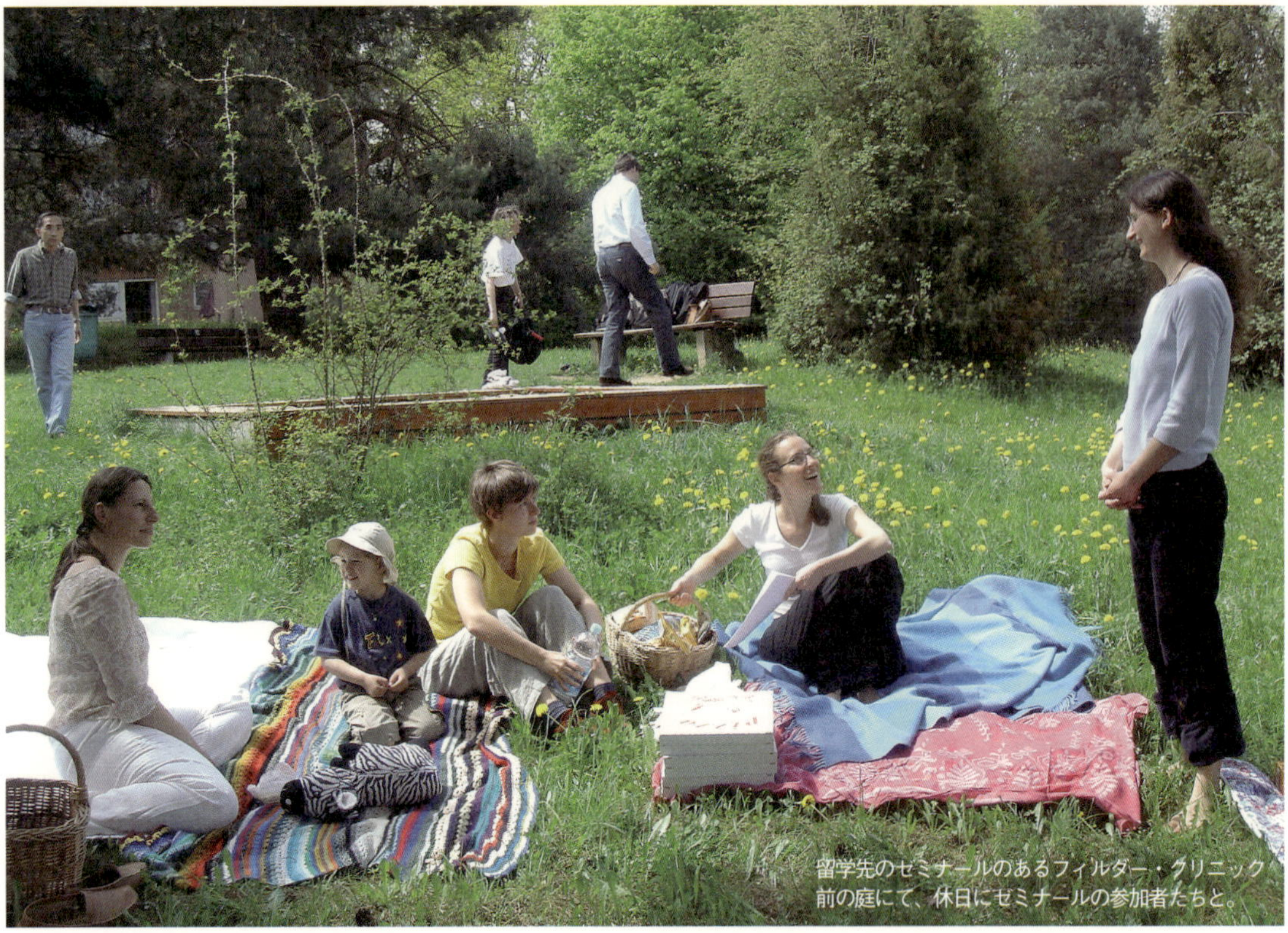

留学先のゼミナールのあるフィルダー・クリニック前の庭にて、休日にゼミナールの参加者たちと。

初めて学ぶ、やさしい

アントロポゾフィー医学入門

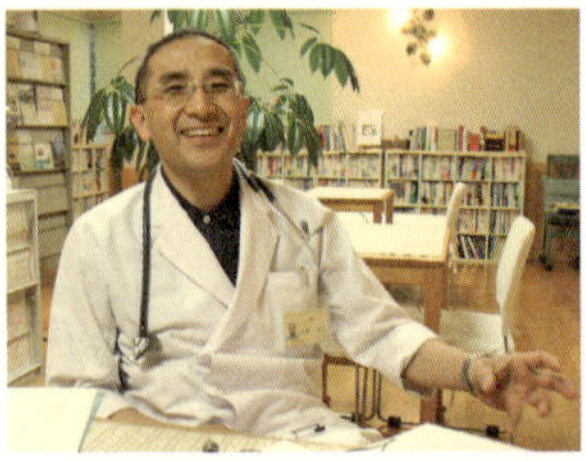

自然科学的な現代医学に、シュタイナーの人間観、世界観、宇宙観をかさねて展開するアントロポゾフィー医学が、日本にも根ざすきざしが見えてきました。
「アントロポゾフィー医学の医療での実践を目指す医師」と、「この医学を広く日本の医療に普及する」という２つの立場を持つ小林國力先生に、日本の現状についておうかがいしました。

小林國力《こくりき》

医学博士・日本アントロポゾフィー医学のための医師会代表

Profile
こばやし こくりき
1956年東京生まれ。元外科医。2004年５月、2005年５月、日本での国際アントロポゾフィー医学ゼミナールに参加。2005年10月～2006年６月、ドイツへ留学し、フィルダークリニックのアントロポゾフィー医師ゼミナール（現オイゲン・コリスコアカデミー）で学ぶ。2006年９月より横浜の山本記念病院で内科医として勤務。同年11月より日本アントロポゾフィー医学のための医師会代表。

アントロポゾフィー医学を医療に取り入れたい

アントロポゾフィー医学を学びに 1年間ドイツ留学

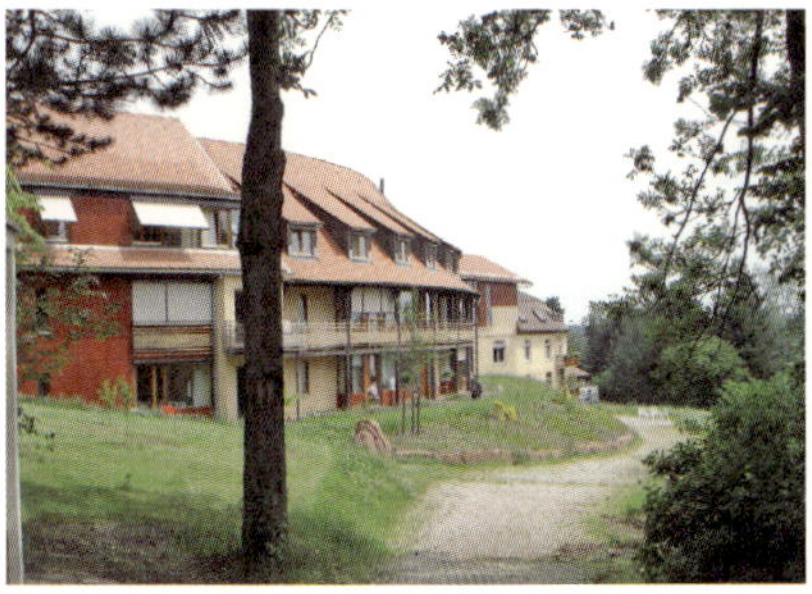

パラケルスス病院の外観。緑豊かな環境に囲まれ、建物自体も有機的な印象を与えている。

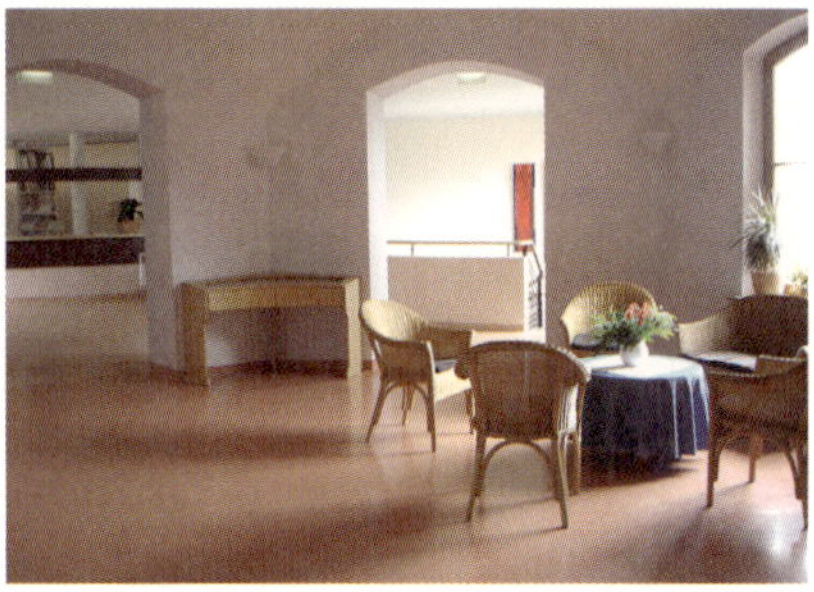

研修先の一つであるパラケルスス病院の玄関ロビー。静かでとても落ち着いている。

人間には物質的な存在だけでなく、目に見えない存在もある

私が2005年10月にドイツへ留学し、アントロポゾフィー医学を学ぶことにしたのは、2003年にアントロポゾフィー医学の医師であるミヒャエル・グレックラー氏が来日した際に、アントロポゾフィー医学についての講演会を聞いたことが直接のきっかけでした。

講演後、会に参加した医師や医療関係者が集まる機会があり、そこでさらにアントロポゾフィー医学についての話を聞き、半年後にはドイツに見学に行くことにしました。

アントロポゾフィー医学はあとで説明するように、思想家で社会活動家でもあるルドルフ・シュタイナーの人間観や世界観をもとに20世紀の初頭に誕生した医学です。

私は現代医学の医師としての教育を受け、経験もしてきました。現代医学は非常に進歩していますが、その考え方の根本は自然科学ですから、あくまでも物質的な観点です。医療者は人間と向き合わなければならないはずですが、基本的に物質的な見方をせざるをえないような教育をされています。

これに対し、アントロポゾフィー医学を生み出したシュタイナーは、「人間にはもともと目に見える物質的な存在だけでなく、目に見えない存在もある」と考えていました。こうした考え方を持った医療関係者が、ドイツやスイスで長い間研究を進めて一つの体系を作り上げているわけです。私はそれを学んでみたくなったのです。

ただし、1年間、現地でアントロポゾフィー医学を学んだからといって、考え方ががらりと変わったり、新しい技術が身に付いたとまでは言い切れません。私が学んだもっとも大きなことの一つは、ただ単に頭だけでは学べないものがある、言葉では簡単には表せないものがある、ということだと思います。それを知っても診療自体がすぐに変わるわけではありませんが、アントロポゾフィー医学の視点を持っているかいないかによって、日々の診療における心の持ち方は確かに変わってきています。

取材／高橋利直　文／戸矢晃一　写真協力／能見登志恵、小林國力

アントロポゾフィー医学での病気のとらえ方と診断

人間の4つの構成要素と3つの機能

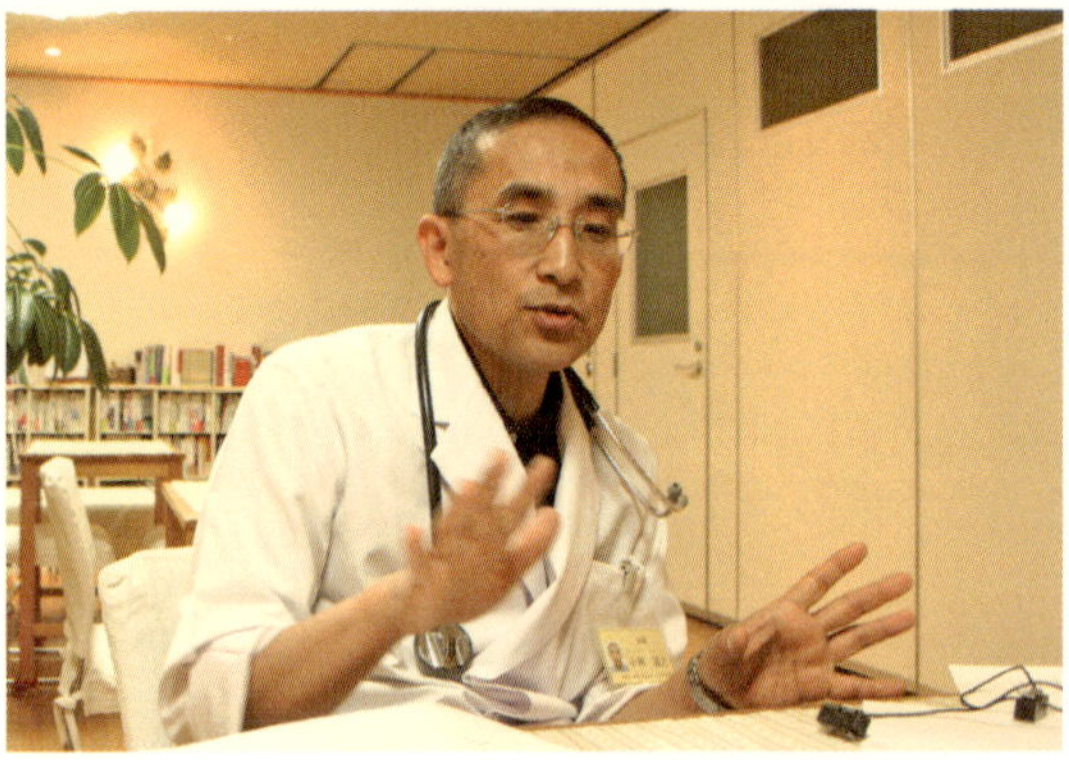

病気というのは、人生とは人間とは何かということを考えるために与えられた問いだと思います。それに答える医療を治療者は学んでいく必要があります。

代替療法ではなく、現代医学を拡張、拡大していく医学

アントロポゾフィー医学は、シュタイナーとイタ・ヴェークマンという女性医師が協力して20世紀の初めに創始したものです。その根本は2人の著作の冒頭に「アントロポゾフィー医学は現代医学を否定するものではない。むしろ、そこで行われていることをすべて認めた上で、さらにそれに付け加えるものであり、拡張、拡大していく目的のものである」と書かれているように、現代医学の代替ではなく、現代医学をベースにし、さらに新たなことを付け加えた医学です。ですから同じ本の中には、「アントロポゾフィー医学を中心に行うのは、普通の現代医学の資格を持った医師に限られる」とも書かれています。

アントロポゾフィーという言葉は、ギリシア語で「人間」を表す「アントロポス」と「英知」を表す「ソフィア」の合成語で、日本では「人智学」と訳されています。シュタイナーは自分自身の考え方、思想を表すために、このアントロポゾフィーという言葉を使いました。

アントロポゾフィー医学は、シュタイナーの人間観、世界観、宇宙観を出発点として人間を見、病気を診《み》て、診断・治療を行う統合的な医療ということになります。

人間の体や病気をいろいろな方向から見て、その本質を明らかにする

アントロポゾフィー医学では、人間は臓器や神経、体液などの物質としての肉体（物質体）だけでできているのではなく、それ以外にもエーテル体、アストラル体、自我という合わせて4つの構成要素でできていると捉《とら》えます。

肉体は石などの鉱物界と物質という意味では同じです。この物質である肉体が崩壊しないように働きかけているのがエーテル体（生命体）で、植物もこの要素を持っていて、生殖や成長を司《つかさど》っています。

この生命ある肉体に意識、感覚

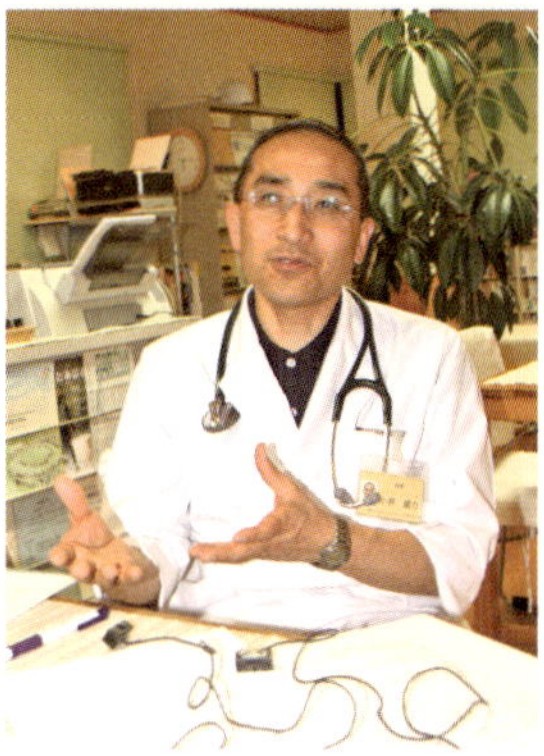

何をしても治らない病気や現代医学だけでは原因がわからない病気、慢性病をどう捉えていくかもアントロポゾフィー医学の果たす役割の一つだと思います。

や感情をもたらし、移動を可能にしているのがアストラル体（魂体）で、動物と共通している要素です。

さらに、人間だけが持っていて、人間を人間たらしめているのが自我であると考えます。私たちが健康であるためには、この4つの構成要素が常にバランスを取っていることが大切なのです。

もうひとつ、人間の別の見方として、人間を機能の働きに注目して見ると、主として頭部で多くが働いている神経感覚系、主として腹部や四肢で働く代謝《たいしゃ》・四肢《しし》系、この2つのバランスをとり、呼吸や心臓など主として胸部で働くリズム系の3つから成り立っていると捉《とら》えています。

人間は、こうした構成要素や機能的な働きがレンガのようにがっちり組み合わさって成り立っているのではなく、それぞれの人やそのときどき、環境によって、常に変化しつつバランスをとっているわけです。バランスがとれている状況を健康というのであれば、病気とはそのバランスが崩《くず》れた状態と捉えられます。

アントロポゾフィー医学で大切なのは、人間の体や病気を一つの方向からだけ見るのではなく、いろいろな方向から見るということです。現代医学のように臓器別に見るのも一つの方向ですし、先ほど説明した4つの構成要素も一つの見方であり、機能的な3つの働きの方向から病気に光を当ててみるのも一つの方法です。

このように可能な限りいろいろな方向から病気を見ることで、その病気の本質を明らかにしていくのです。

同じ病気であっても治療が同じとは限らない一人ひとりの個性を大切にする医療

アントロポゾフィー医学の診断は、現代医学で用いる診断に必要な方法に加え、体質、体型、動作、家庭や仕事などの環境、現在までの生活歴、生育歴、病歴などを総合して、その人の4つの構成要素や機能的な3つの働き、それぞれの関係がどうなっているかも、かんがみて判断します。

その結果、アントロポゾフィー医学では、同じ病気であっても必ずしも同じ治療をするとは限りません。その人によって違う治療をすることもあるのです。

なぜなら、同じ病気として現れていたとしても、原因が違うのであれば、治療も一人ひとり違うべきだと考えるからです。

現代医学はいま、エビデンス（科学的な根拠）や統計学などを用いて個人による偏《かたよ》りをなくしたデータをもっとも重んじるという方向に進んでいますが、アントロポゾフィー医学は現代医学の流れを受けつつも、個別性を大事にするのです。そのことで、現代医学の方向性との間にバランスをとることができると、私は考えています。

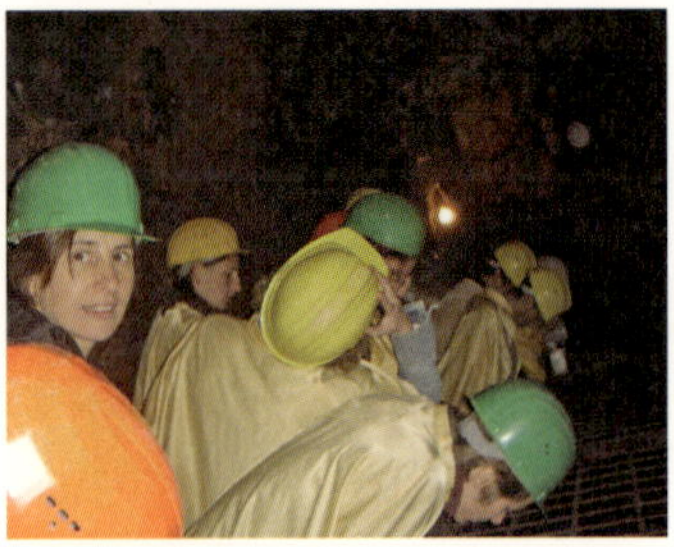

鉱山見学の実習。アントロポゾフィーでは鉱物もまた医薬品の材料として用いられる。

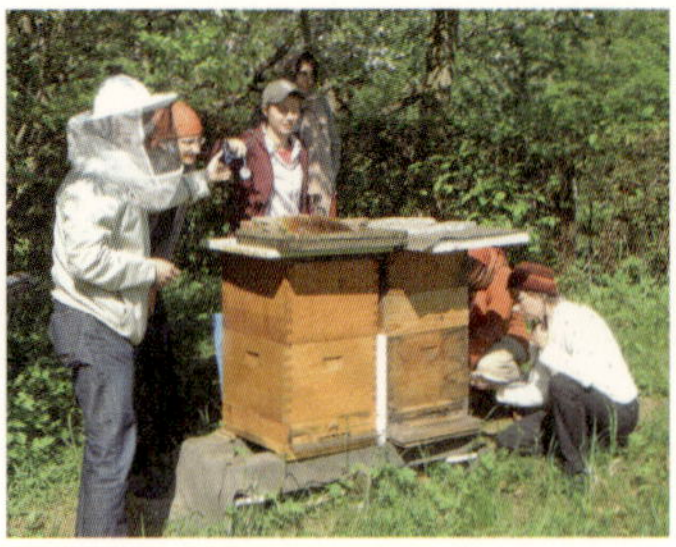

屋外でミツバチを観察しているところ。講師は普段は患者を診療している医師でもある。

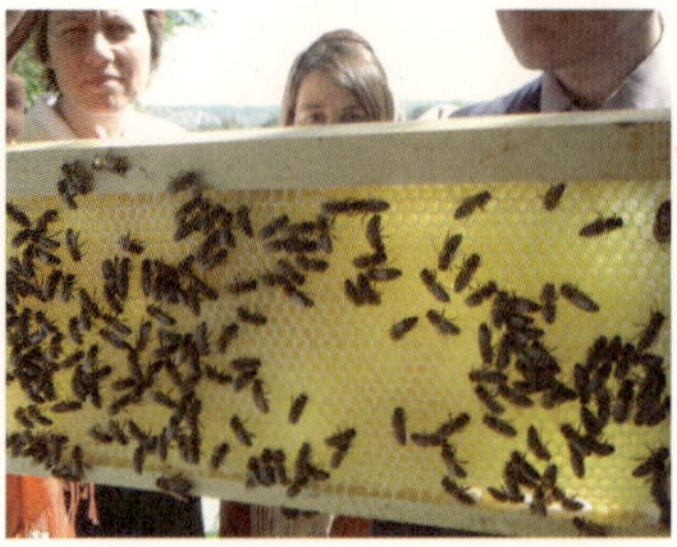

ドイツのゼミナールでのミツバチの講義。実際にハチミツを取り出すところまで実習する。

アントロポゾフィー医学の治療

自然な薬や芸術療法で「自然治癒力」を活性化

病気がなくなれば幸せになれるのか？病気には意味があるという考え方

現代医学は、人間から病気がなくなることが幸福だという方向に向かっているようですが、アントロポゾフィー医学ではそれがいつも正しいことだとは考えません。

たとえば、休日に山登りをして、家に帰ってくるということがあります。自分の家から出発して自分の家に帰ってくるのだから、最初から登らなければいいというのが、現代医学的な考え方です。わざわざ疲れて帰ってくるよりも、一日中くつろいでいればいい。行く必要があるなら車で行けばいいというわけです。あるいは山は邪《じゃ》魔《ま》だから崩《くず》して平らにしてしまえばいいということです。これらは、困難はどんなものでも取り除いてしまえばいいという考えです。

しかし、歩いている間に景色を見たり、新鮮な空気を吸ったり、頂上に登って達成感を味わうといったことが大切だということは誰でもわかるはずです。

山に登るのは大変ですし、ときには苦痛を伴うかもしれませんが、それによって得ることもあります。ただし、道に迷ったり遭難《そうなん》してしまっては困るから、道案内が必要です。私は、その道案内役が医療者の使命なのかもしれないと思います。あるいは、遭難してしまったときには、他人の手を借りなければならない場合があります。そうした手助けをする人が医療者ではないでしょうか。

さらにいえば、その人の体調によっては車で登らざるをえないこともあるかもしれません。あるいは、人が踏み込めないような谷間に落ちてしまったら、ヘリコプターで救助に行かなかればなりません。その意味では現代医学を使うことも、手術をすることもあり得ます。すべては状況次第ですが、基本的には自分の足で歩けるのなら歩いて戻ってくるのがその人にとっては一番いいだろうというのがアントロポゾフィー医学の考え

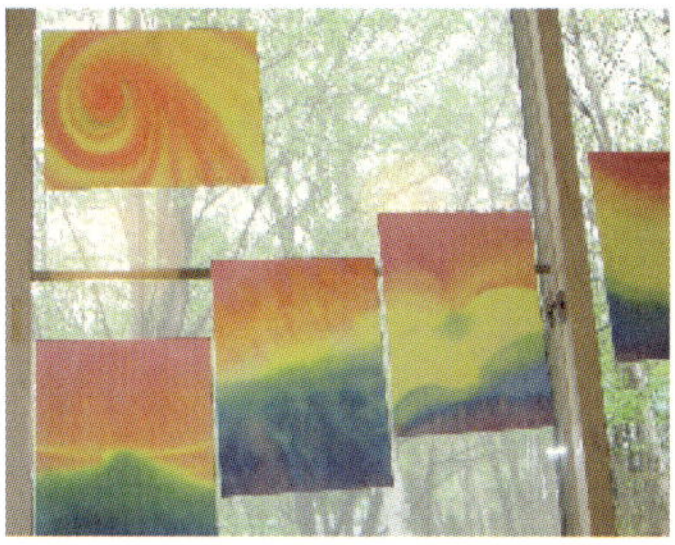
ゼミナールでは絵画療法、音楽療法、オイリュトミー療法などの講義と実習も行われる。

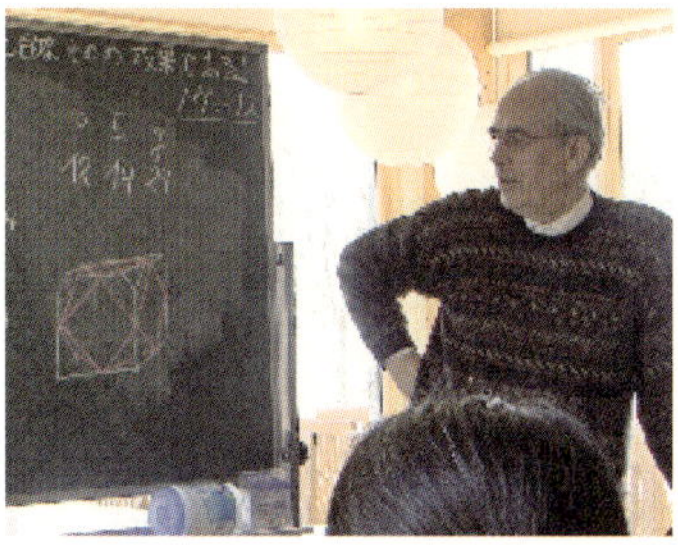
日本のゼミナールでのゲオルグ・グレックラー氏による射影幾何学の講義。

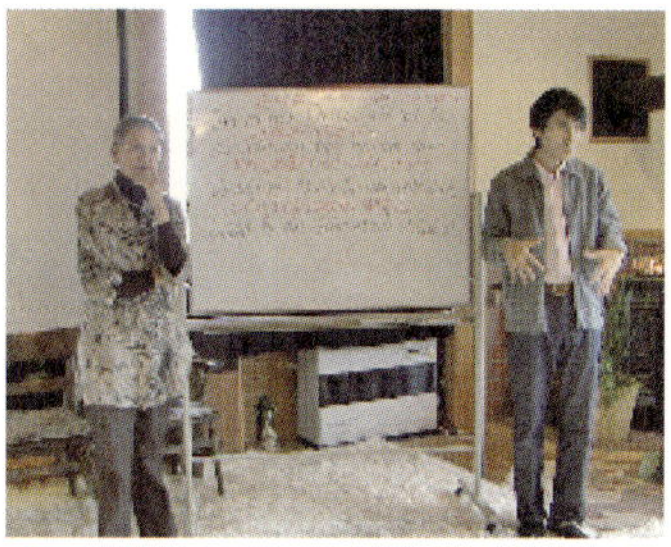
ゲーテアヌム精神科学自由大学医学部門代表あるミヒャエラ・グレックラー氏（左）の講義。

方だと私は思います。

必要があれば手術を含めた現代医学的な治療は行いますが、原則的には、その人の持つ自然治癒力を刺激し、活性化する方法を取ります。アントロポゾフィー的な診断に基づき、現在崩れているバランスを立て直すためには、どんな治療が必要かを判断し、どのような自然界の物質、要素、プロセスが必要になるかを考えるわけです。

治療は人間の内なる宇宙と外の宇宙との関連を見ることから

さらに、アントロポゾフィー医学では、人間を取り巻いている外界の動きと、人間の内部で働いている動きは密接な関係があると考えられています。

たとえば、人間の4つの構成要素である肉体、エーテル体、アストラル体、自我が鉱物、植物、動物、人間に対応するように、自然界の4つの要素である地、水、風、火にも対応しています。

また、神経感覚系、代謝《たいしゃ》・四肢《しし》系、リズム系もやはり自然界の大きな3つプロセスに対応しています。神経感覚系は固《かた》まって塊《かたまり》を作っていくプロセス（これを象徴的に「塩」のプロセスとしている）、代謝・四肢系は燃焼や溶《と》けるといった正反対のプロセス（「硫《い》黄《おう》」のプロセス）、リズム系は両者の間でバランスを取るようなプロセス（「水銀」のプロセス）といった具合です。いわば人間の内なる宇宙と外の宇宙との関連を見つめることで、健康と病気の成り立ちや意味、治療の基礎となる認識を得るのです。

アントロポゾフィー医学の治療でも現代医学の薬を使うことはありますが、多くの場合は主に自然界のものからとれたものを使います。バイオダイナミック農法という農薬等を使用しない特別な農法によって得られた植物を中心に、鉱物や金属、ときには動物からとった薬剤を使うこともあります。

その他にもアントロポゾフィー医学には、次のような特徴的な治療方法があります。
●芸術療法……アントロポゾフィー医学に精通し、それぞれの専門的な療法士が、音楽、絵画、造形、彫塑《ちょうそ》、粘土などの芸術活動を通して患者の自己治癒《ちゆ》のプロセスを呼び起こし健康へと促《うなが》します。
●オイリュトミー療法……オイリュトミーは、言葉や音楽の響きを人間の体で表現するために体系づけられた動きです。シュタイナーが考案した身体表現を、オイリュトミー療法士の指導のもと、患者自身で行います。
●リズミカルマッサージ……バランスを崩《くず》した患者のリズムを立て直すために、主にオイルを用いたマッサージを行います。

国際アントロポゾフィー医学ゼミナールの第1期卒業生が誕生

日本でも動き始めたアントロポゾフィー医学

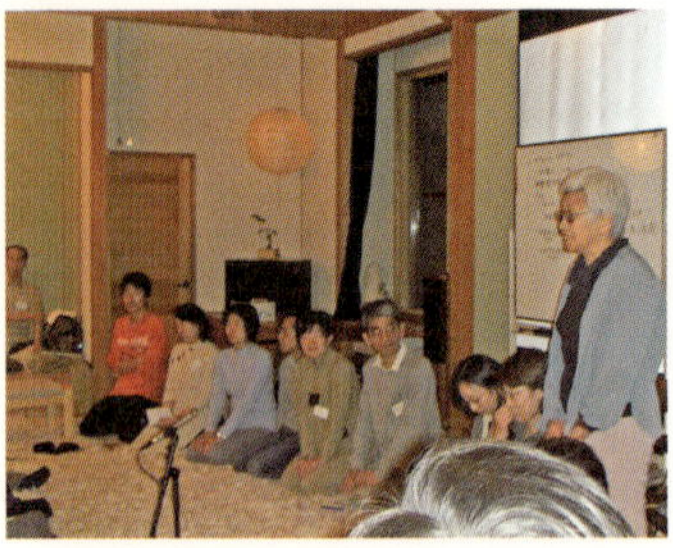

年一回の講義は7日間。1日の終わりには皆で集まり、毎日その日の講義を振り返る。

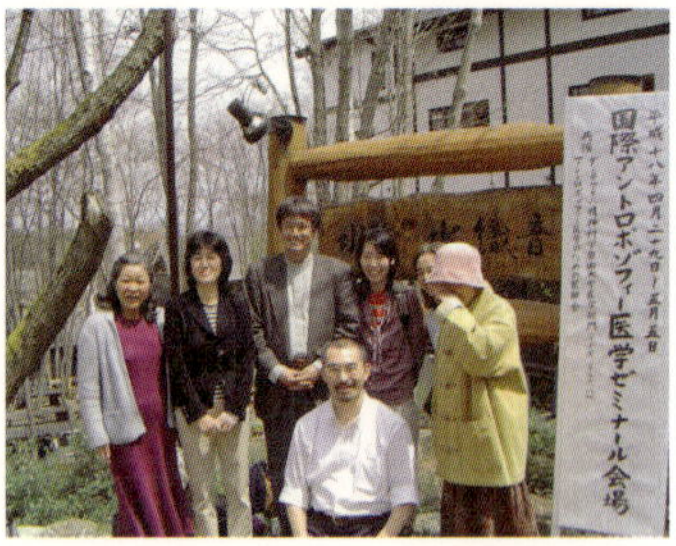

日本のゼミナールは、毎年長野県飯綱高原にあるホリスティックスペース「水輪」で開催。

アントロポゾフィー医学の医師になるには？

アントロポゾフィー医学の医師としての資格をとるためには、もともと「これだけすれば」という基準はあまり明確ではなかったようです。しかし、アントロポゾフィー医学の発祥《はっしょう》の地であるドイツやスイスだけでなく、世界中に広めていこうという運動が高まる中で、アントロポゾフィー医学の医師の国際的な資格基準が定められました。

それによると、少なくとも全日性の養成コースの基礎コースを1年間行ったあとで、指導医についた実習を2年間。さらに、少なくとも2例の症例を報告することになっています。

しかし、これでは全日制の養成コースがない地域では学べません。そこで現在、世界10か所以上で、年に1回7日間集中して国際アントロポゾフィー医学ゼミナールが開催されており、医師、医学生、薬剤師、医療従事者の方々にアントロポゾフィー医学の概念についての入門的な内容を修得する機会が設けられています。

そして、このゼミナールで5年間学ぶと、全日制の養成コースの1年間分に相当するとしています。その後の2年間の実習とレポートの提出は同じです。

今年で5年目の日本のゼミナール

日本では2004年にこのゼミナールが始まりました。今年で5年目になりますから、ようやく今夏には、日本で初めての卒業生が誕生する予定です。

ただし、5年間が終了したからといって資格が得られるわけではありませんし、逆に、資格がないからといってアントロポゾフィー医学の治療が絶対にできないかというと、そんなこともありません。アントロポゾフィー医学は実際の臨床現場で経験していく中から学んでいくのが、本来のあり方なのです。

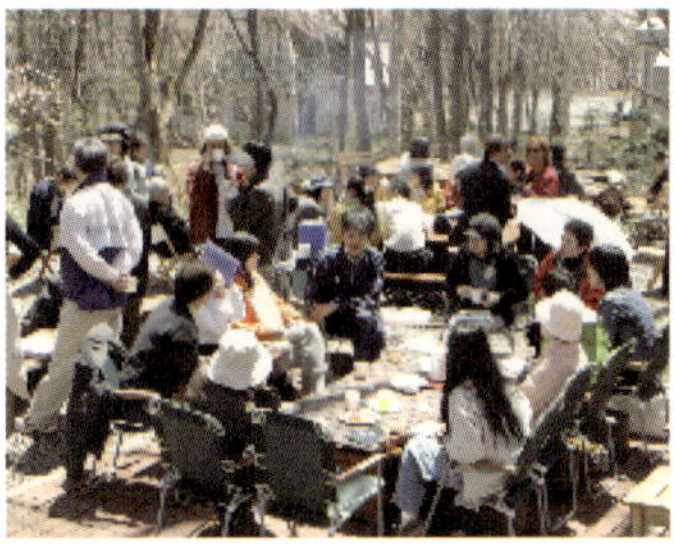

早朝から夜遅くまで講義の中、受講生にとって食事の時間は貴重な息抜きと交流のとき。

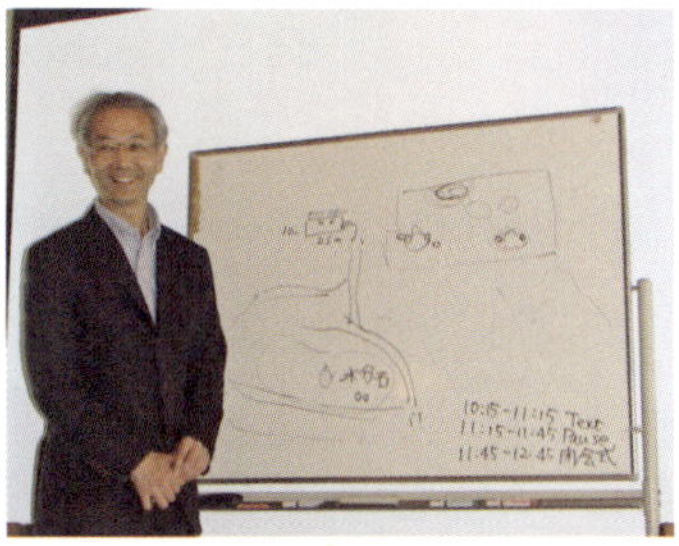

講義の合間に小レクチャーが行われることも。森章吾氏による竜安寺石庭に関するお話。

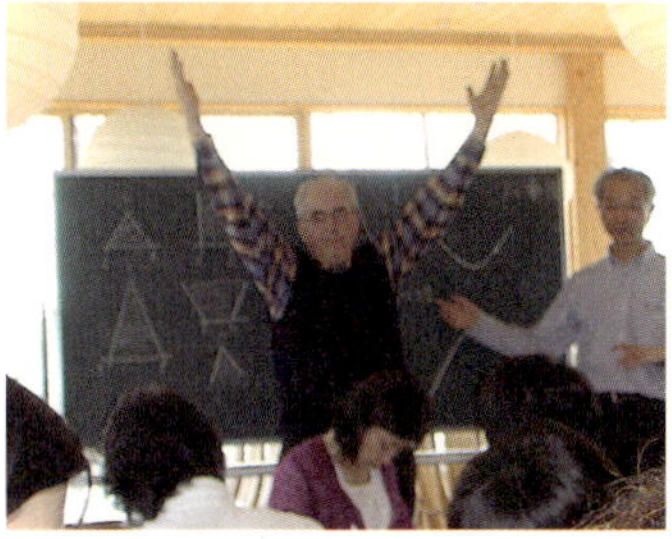

講義の様子。講義は真剣に、しかしときに和気あいあいと進められる。

現代医学の医師もいれば アントロポゾフィー医学の 医師もいる

アントロポゾフィー医学はドイツでも誰でも知っているというわけではありません。しかし、アントロポゾフィー医学による治療ができる病院に行けば、普通の現代医学を受けることもできますし、アントロポゾフィー医学を受けたいといえば受けられます。

私が留学していた病院も、全員がアントロポゾフィー医学のできる医者というわけではなく、普通の現代医学だけを行う医者と、アントロポゾフィー医学もできる医者が半々くらいでした。

この患者には現代医学も必要だけれども、別の人にはアントロポゾフィー医学だけで治療するというように、人によってすべて違うわけですから、こうしたスタイルが必要になるわけです。現代医学だけで診《み》る患者、現代医学とアントロポゾフィー医学の両方を施《ほどこ》す患者、アントロポゾフィー医学的なことだけしか行わない患者、音楽療法的なものだけしかやらない患者など、同じような病名の患者であっても治療方法は一人ひとり違うのですから、どちらもできるという態勢でないと対応できません。

医師の心構えが変われば 患者も変わる

日本でもようやくアントロポゾフィー医学が根付こうとしていますが、現実の治療には普通の病院と同じ設備に、さらにアントロポゾフィー医学のための設備も必要になります。

たとえば、音楽療法のための部屋や、オイリュトミー療法のための部屋が必要です。それ以前に、トレーニングを受けた専門の芸術療法士やオイリュトミー療法士がいなければ治療はできません。また、アントロポゾフィー医学的な看護の方法を身につけた看護師も不可欠です。

現在、多くの医師や看護師、芸術療法士、オイリュトミー療法士がアントロポゾフィー医学を学んでいますから、日本ではこれからだと思います。

そこで、私たちはまず心構えから変えていこうと考えています。患者をどう診《み》るかによって、態度も話し方も変わってくるはずです。表面的にはこれまでと同じような現代医学的な治療しかできなかったとしても、医師と患者との関係はまったくちがったものになると思います。

人間はどんな状態であっても相互関係ですから、関係自体が変わってくるはずですし、関係が変わればその後の進展も変わり、治療や治癒も変わってくることでしょう。

アントロポゾフィー医学を実践する

日本の医療現場からのレポート

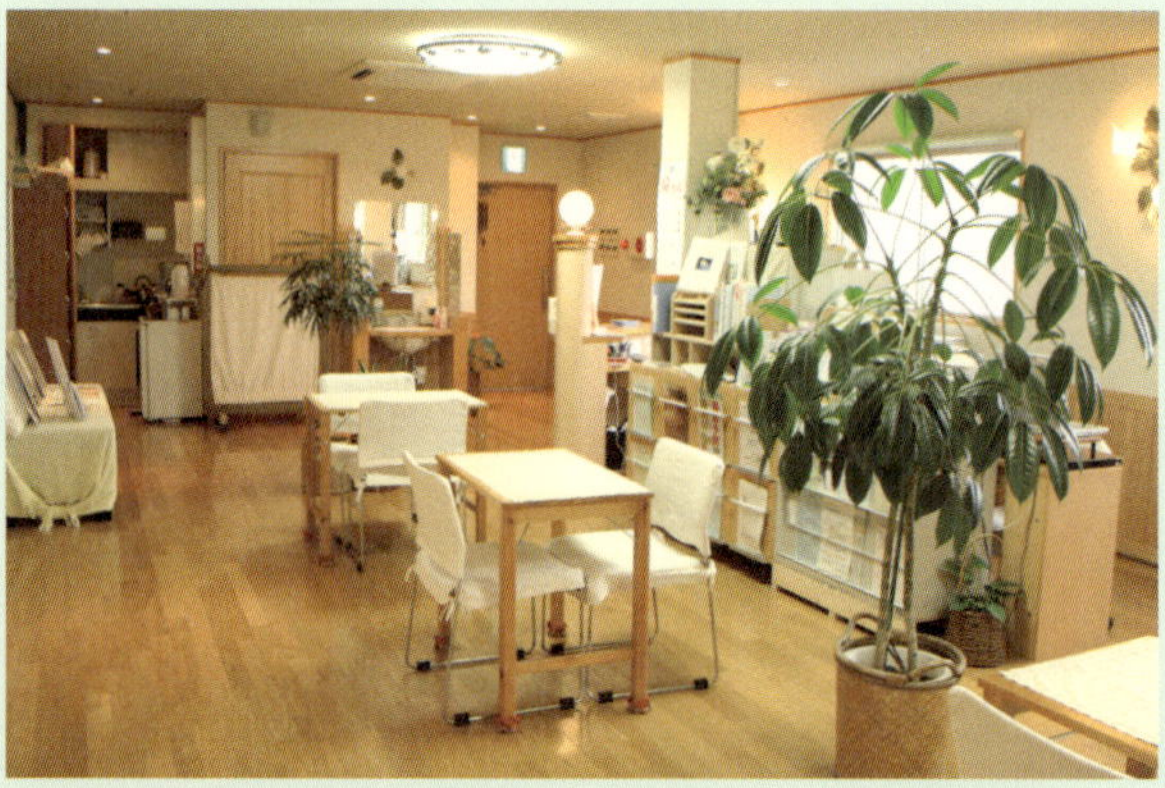

神奈川県横浜市の山本記念病院は、日本では数少ない
アントロポゾフィー医学による治療の実践を試みている病院です。
患者さんのために代替療法を取り入れてきた山本百合子院長は、
アントロポゾフィー医学こそ、これまでの医療を統合するといいます。
山本記念病院の治療についてお話しいただきました。

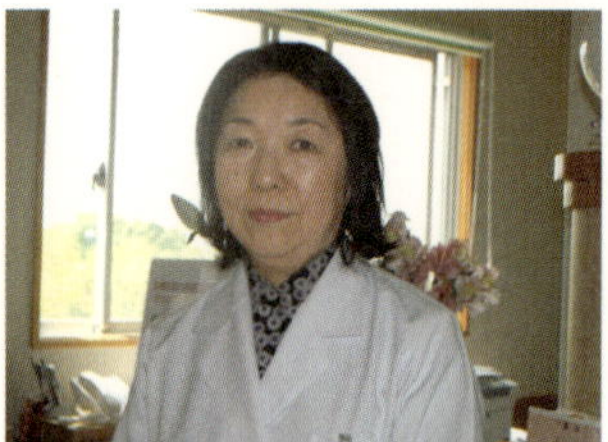

山本百合子　医学博士・山本記念病院理事長

Profile
やまもと ゆりこ
北里大学薬学部卒、聖マリアンナ医科大学卒。皮膚科医。「もっと人を知りたい」という動機で医者になり、「できるだけ人の生活に身近にありたい」という理由で皮膚科医を選ぶ。急死した父親の意志を受け継ぎ、「自分が入院したい病院を作りたい」と開業7年目の山本記念病院理事長に就任。「どうしたら人が楽しく暮らせるか」という視点で「健康発信基地」としての病院づくりに邁進している。日本アントロポゾフィー医学のための医師会会員。日本ホメオパシー医学会認定医。

病気にならないための病院であるために

出会いから実践へ

自分を成長させる患者さんの同行者でありたい

私たちの病院では、10年以上前からアーユルヴェーダ等を取り入れ、5年前からはホメオパシー治療を開始するとともに、自由診療の総合診療部を開きました。それは、患者さんの症状は、薬など、現代医学だけでは本当の意味でよくならないとわかったからです。

患者さんはいくつも重なり合った病気を持っています。そして、糖尿病にはこの薬、リウマチにはこの薬と、現代医学の診断名がつくたびに薬が増えていきます。お医者さんからも「老化だからこの病気と仲良くしなくちゃいけないね」といわれ、別の科では「この病気と付き合っていきましょうね」といわれたりします。それぞれの薬を飲んだり、リハビリをしているわけですが、それで患者さんの症状が網羅《もうら》できているかというと、必ず薬の効き目では消えない症状があるのです。

たとえば「この指の痺《しび》れ、どうにかならないですか」という訴えをする患者さんがたくさんにいます。そのときに「その症状はしょうがないからそのままね」というのではなく、現代医学以外にも、東洋医学や他の伝承医学など、いろいろな治療方法があっていいと思うのです。患者さんが今どういう状態にあるのかを見極めるのが、私たち医師の仕事だと思いますし、患者さんの状態に合わせてどういう治療をすればいいのかと考えるのが私たちの仕事です。

自由診療を始めたのは、体と心は別々のものではないこと、体にも心にもリズムがあってそれがずれていくことで日常生活がうまく行かなくなって自ら病気の方へと向かっていっているといったお話が、外来では時間的な問題もあってなかなかできないからです。診療の中で、患者さんとよく話し、患者さんに自分自身に目を向けていただき、自らの体や心をよく観察してもらい、自分がどういう存在であるのかということに気づいていただきたいのです。

病気は悪いものだから病気を治す、ということが目的ではなく、病気を通して自分の存在に気づき、自分を成長させていく、私はその過程の同行者でありたい。「この病院を病気を治すためではなく、病気にならないための病院にしたい」と思っています。

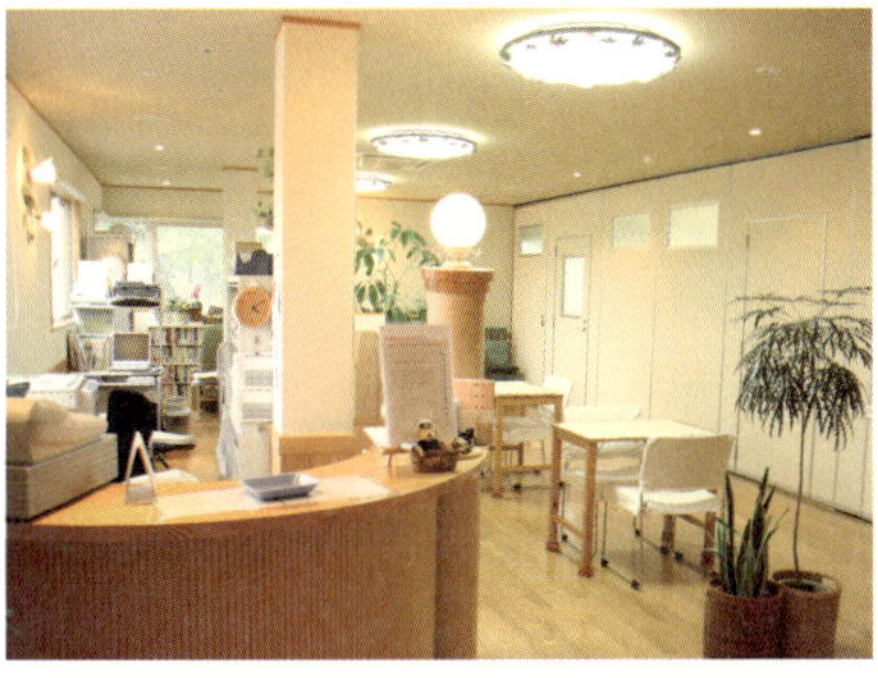

神奈川県横浜市都筑区にある山本記念病院の総合診療部。ガラス越しに入る明るい陽ざしが印象的です。

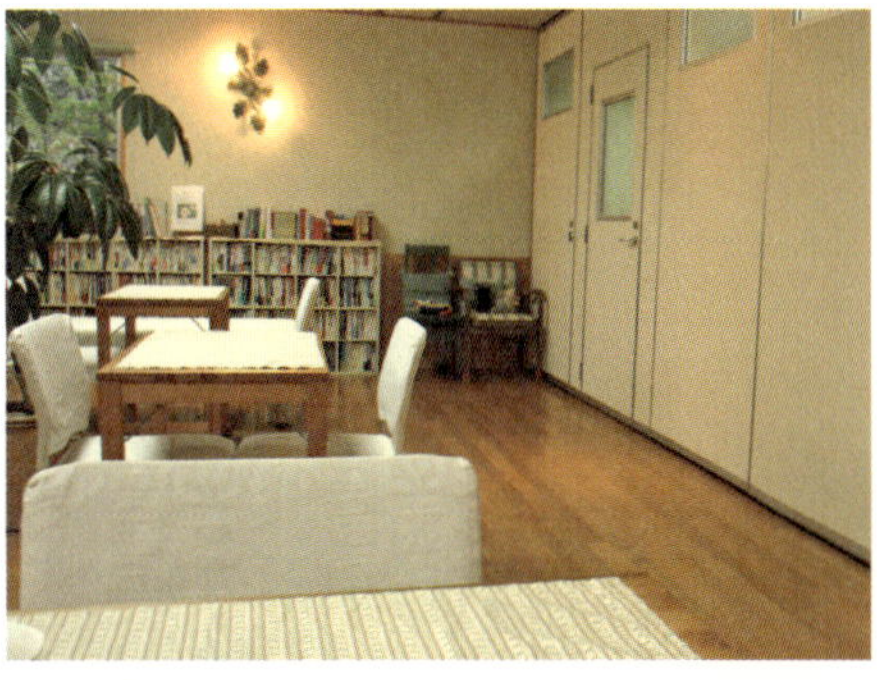

一般病院の一室とは思えない落ち着いた雰囲気のある待合室。気持ちのホッとくつろぐ空間です。

取材／高橋利直　文／戸矢晃一

医療現場からの意識改革

いままで気づかなかった自分に出会うことから治療が始まる

すべてはアントロポゾフィー医学に集約される

治療では、最初に患者さんに、いろいろな話をしていただきます。自分は何にこだわっているのか、本当に苦しんでいるのは何かといったことに気づいていただくための問診です。

アーユルヴェーダにしてもホメオパシーにしても、その人の内面を知っていくための一つの方法であって、これこれの症状があるから、この薬剤を選びましょうというのではなく、あなたはどういう人ですか、あなたは外界をどう見ていますか、どう感じていますか、と聞いていく中で、患者さんは今まで気づかなかった自分自身に出会うのです。それが治療の第一歩になります。

アントロポゾフィー的な治療では、たとえば患者さんが外界と接するときに揺れ動いていれば、自分をしっかりさせるために、「オイリュトミーをしてみませんか」「音に耳を澄ませてみませんか」と促します。

アーユルヴェーダでは脈をとりますが、そのことで患者さんは自分の体の中に意識が向きます。私が「あなたは今こういう状態にあるのですね」と、体について、その人が本来持っている性質、今どこが乱れているといったことをお話しすると、「脈をとっているだけで、なぜそんなことまでわかるのかな」という疑問が自分の中に生じます。そして、私の話を自分の中で反芻《はんすう》して、自分の中を見つめ直すことができるのです。自分自身に出会い、自分自身に気づいてもらうわけです。

アントロポゾフィー医学の治療で、私がもっともよく使うのはオイリュトミーです。病院専門のオイリュトミー治療士の指導のもと、何回か患者さんがオイリュトミーをやったあとで、患者さんとオイリュトミー治療士と一緒に、患者さんの状態や、オイリュトミーをやっているときの状態についての話し合いを持ち、次の段階では何をしたらよいのかを話し合います。つまり、患者さんと一緒に治療しているわけです。患者さん自身が自分に気づいていただかないと意味がないからです。そして、患者さんの気づきを通して私たちも気づかせてもらっているわけです。

こうした治療を続けながら、アントロポゾフィー医学を学んでいくうちに、これまで私が勉強してきたすべては、アントロポゾフィー医学に集約されるのだとわかってきました。

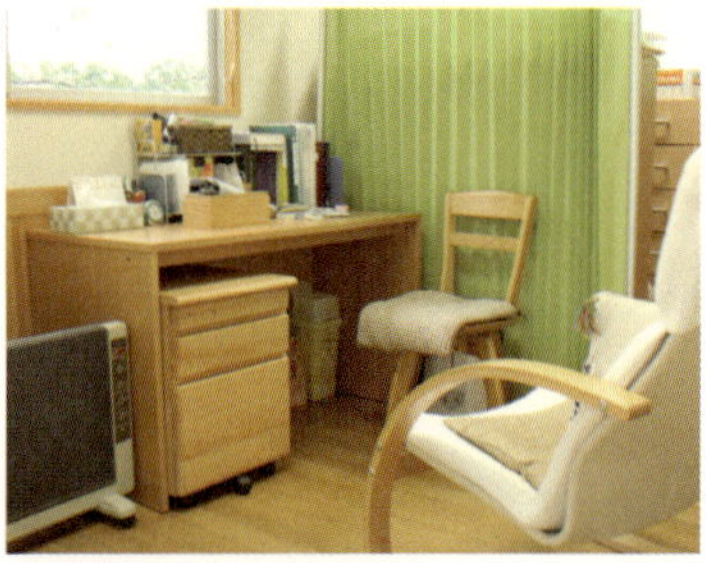

木製の机とゆったりと座れるイスが置いてあり、温かみのある落ち着いた気分になる診療室です。

滞《とどこお》りをなくす芸術療法

本当の自分に戻れれば、すべての人に解決策はある

バランスをとる力がなくなると病気になる

人間の体のバランスは常に揺れ動いています。そのバランスをとる方向にいつも動いているのが自然治癒力です。ですから、揺れ動いている状態はいいのですが、自然治癒力がなくなるとバランスをとる力がなくなって病気になってしまいます。つまり、病気という一つのくくりがあるのではなく、病気という状態があるのです。

たとえば、がんの患者さんは一般に非常に低体温です。最近では平熱が35℃台という方も多いのですが、その方たちがみな病気かというとそうではありません。でも、がんの患者さんの体温を調べていると、35℃台、それも35.0℃に近い、非常に体温が低い方が多くいらっしゃいます。

また、体温が上がらない状態のときには、がん自体もあまりよくなりません。低体温のときには免疫力の発現が弱いのです。体温が37℃に近い状態になってくると、非常に免疫力が高くなって元気になる方がいます。私たちは体温をあげることについて食べ物や生活環境や仕事の環境など、いろいろな提案をしますが、それでも体温が低いままの人がいます。何℃ならいいという決まりはありませんが、低体温に留《とど》まっている状態は病気に留まっている一つの状態を示していると思います。

バランスがとれない状態に対して、芸術療法がどういった役割を果たすかは理解しにくいと思いますが、こんなことがありました。3歳なのに歩くことも、言葉もほとんど話せない子どもに、アントロポゾフィー医学の音楽療法をしたところ、しばらくすると、歩けるようになり、言葉も出てきました。内部にあった何らかの滞《とどこお》りがなくなって、本来の姿に戻ったからではないでしょうか。

人間は常に治ろうとしている存在です。ですから、治ろうとしている方向に少し筋道をつけてあげれば、自然に治ってくると思います。「本当の自分の姿に戻れればどんな人にも病気を治すための解決策はある」と、私は信じています。

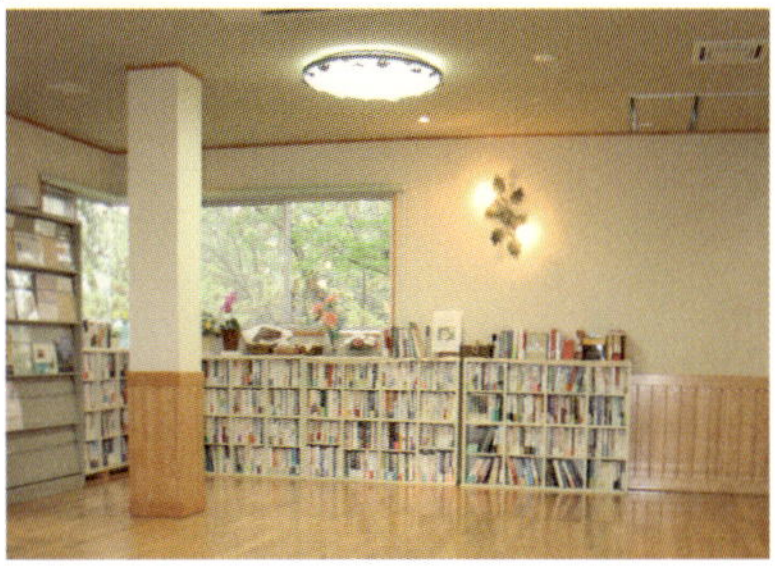

総合診療部の待合室は、机とイスを片づけて、セミナースペースとして利用することもあります。

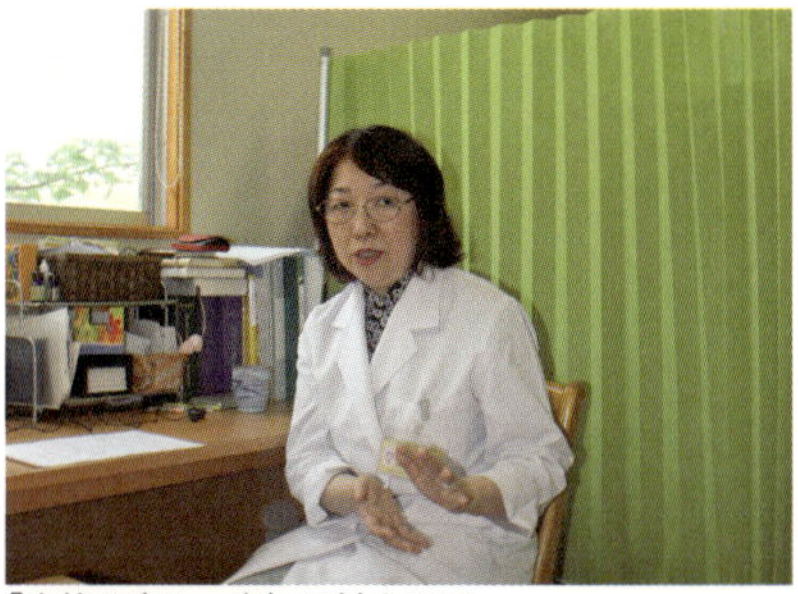

「症状や痛み、病気に対する不安など、一人ひとりに合わせた医療のためのお手伝いができれば…」と語る山本先生。

自分で始めるアントロポゾフィー医学

目をつむって1日5分間の静寂な時間《とき》を持つ

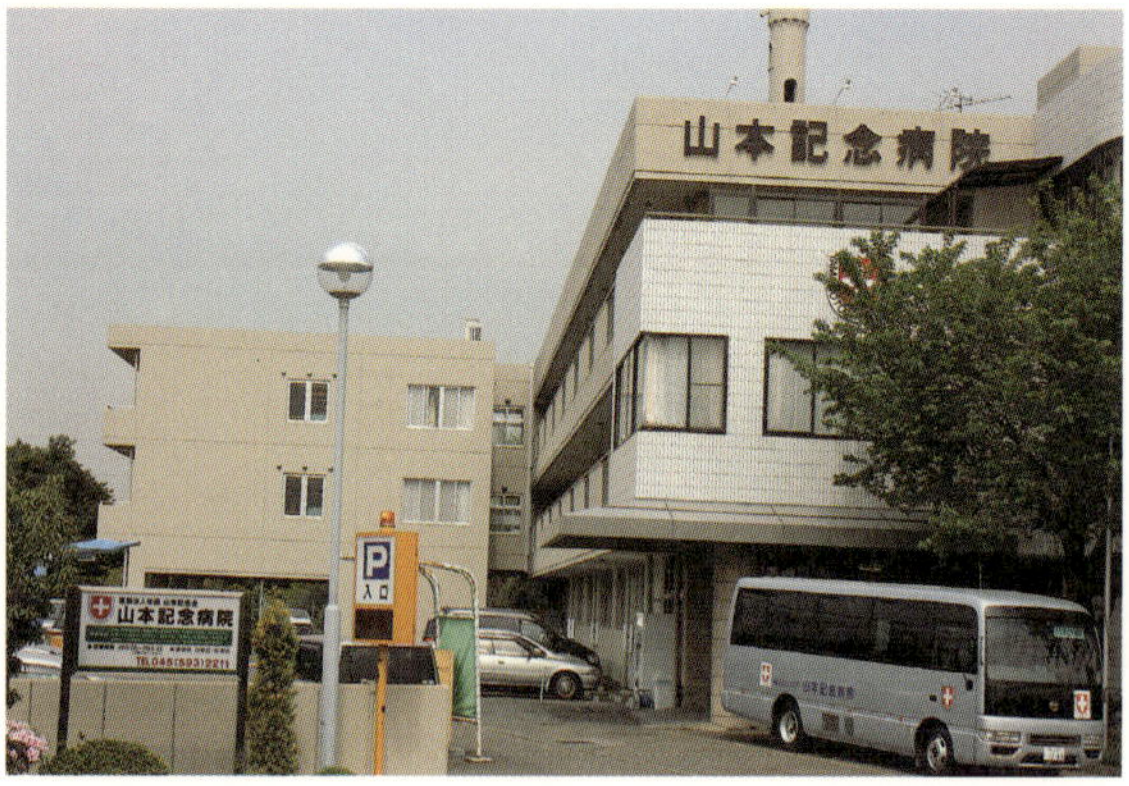

山本記念病院は、内科・外科・整形外科・皮膚科などのあるベッド数131床の総合病院。その一角に自由診療の総合診療部があります。

心で唱えながら、呼吸を感じる

現代は誰もが非常に忙しいために、私たちの病院を訪れる方だけでなく多くの人が自分自身を見失っているように思えます。そうした人が自分の中に目を向けていただくことができるように、1日5分でいいから静かな時間を作ってくださいと提案しています。

まず、音楽やテレビを消してイスに腰掛けます。目を閉じて、自分の呼吸に意識を向けてください。息を吸って、息を吐《は》く、そのリズムを感じてください。5分間は短いようですが、日常生活が落ち着かない人にとってはとても長い時間です。息を吸って吐くだけでは初めての人は5分間も座っていられないでしょう。それが、息を吸って吐くときに、目を閉じながら自分のペースに合わせて、心で「吸う、吐く、吸う、吐く…」と唱《とな》えることで不思議と続けられるようになります。

しばらくすると、こんなことをしていてもいいのかな、晩ご飯は何にしようかなどと、いろいろなことを考え始めます。そのときには、「今、○○を考えている…」と心で唱えてください。しばらく唱えたらまた「吸う、吐く、吸う、吐く……」に戻すのです。

今度は、「頭が痛くなってきたな」「なんだか痒《かゆ》くなってきた」などと感じるかもしれません。そうしたら「今、痛いと考えている、痒いと考えている…」と何度も唱え、また「吸う、吐く…」に戻す。こうしたことを繰り返して、どうしても終わりたくなったら「終わります」と唱えてから、ゆっくりと目を開けてください。

初めてのときは、目を開けても1分も経っていないことでしょう。これが5分間できるようになったら、落ち着きができてきて、エネルギーが充《み》ちているように感じて、とても楽になるはずです。

さらに1か月も続けていると、徐々に自分の中に目が向くようになります。自分の中に目を向けることができるようになるということは、すでに治癒の過程に入っているということです。ぜひ試してみてください。

アントロポゾフィー医学については、以下の「国際アントロポゾフィー医学ゼミナール・日本アントロポゾフィー医学のための医師会」ホームページでも情報が入手できます。http://homepage.mac.com/anthro_med/

医療としても民間療法としても人気が高い

西洋が起源の代替療法

ハーブ療法やアロマ療法など西洋が起源の代替療法は、いわゆる日常生活から
先人の知恵として誕生しました。これらの代替療法には、
「患者の訴える症状だけではなく、その人まるごとを治療の対象とする」、
「有毒物質とは無縁で、心にも身体にもやさしく不快な症状を伴わない」、
「心や体の滞りをなくし、自然治癒力を高める」という共通項があります。

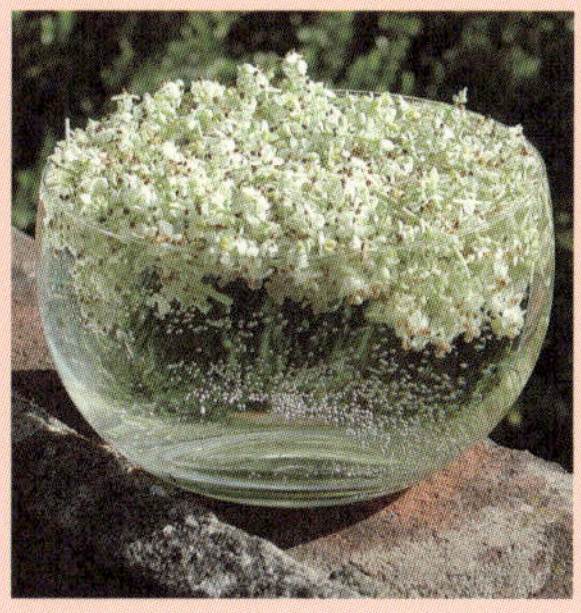

ハーブ療法

代替療法においてのハーブ療法は、薬効のある植物を用いての療法のことを指します。西洋のハーブ療法は18世紀を境に大きく変わり、薬草の薬効成分だけを抽出、あるいは人工合成して「薬」として使う近代薬学の方向へ向かっていきました。最近では、薬の副作用問題が浮上して、再びハーブ（薬草）が注目されつつあります。

アロマ療法

精油の使用を基本とする代替療法。精油は古代から医療に使用されていますが、本格的に、科学的に究明されたのは20世紀になってからです。また、精油は医薬品として扱われている国もありますが、1980年代なかばから普及し始めた日本では、医療でのアロマ（精油）の普及は整っているとは言えず、環境整備が課題です。

フラワー療法

レメディボトルとよばれる液体を服用する療法で、花の生命エネルギーがこの液体に転写されていると考えられています。イギリスの医師、エドワード・バッチ博士（1886～1936年）によって1936年に完成した療法です。イギリスで広く普及し、日本に紹介されたのは1990年代の初めで、いくつかの民間の協会があります。

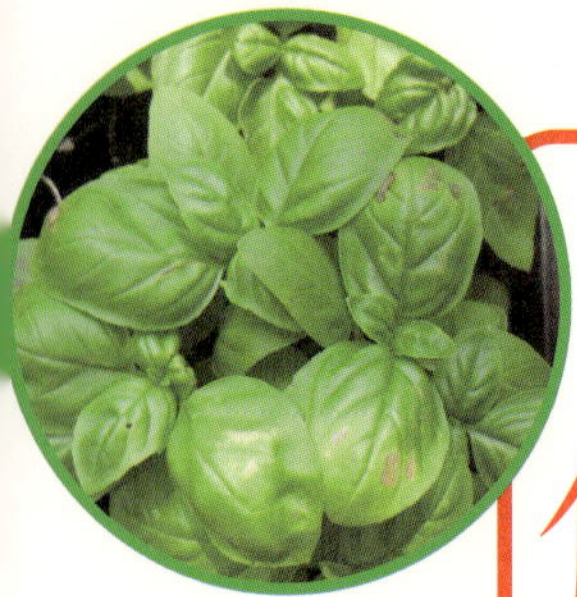

スイートバジル
体を温め、気分を明るくする。葉は虫刺されにも利用されます。

代替療法の利用と心得ておきたい5つのルール

上野圭一
翻訳家・鍼灸師

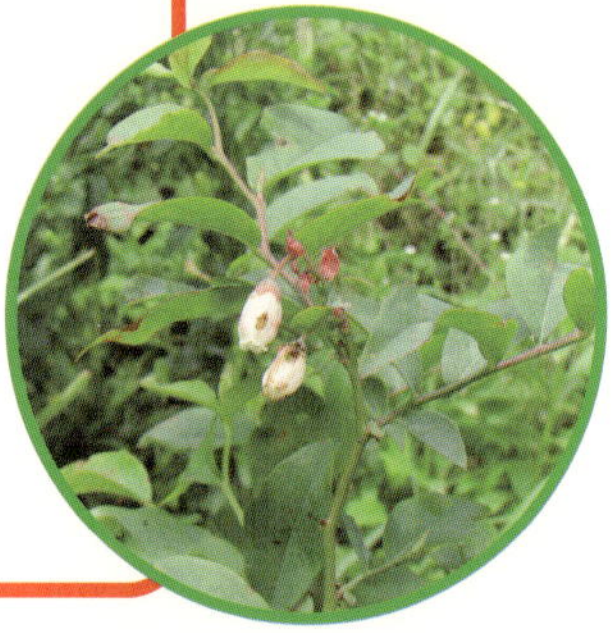

ブルーベリー
成分のアントシアニンは、視力の改善につながります。

日本の医療制度が現代医学中心であるため、今まで私たちは代替療法を利用する機会にあまり恵まれていませんでした。しかし実際に病気治療に、健康増進に代替療法がどんどん利用されている今日、私たち利用者も受け身にならず、積極的に代替療法を取り入れていこうという決意が必要です。もはや時代遅れ？　ともいえる日本の医療制度の被害者になる前に、代替療法を賢く利用するために、心得ておきたい大切なことをお伝えいたします。

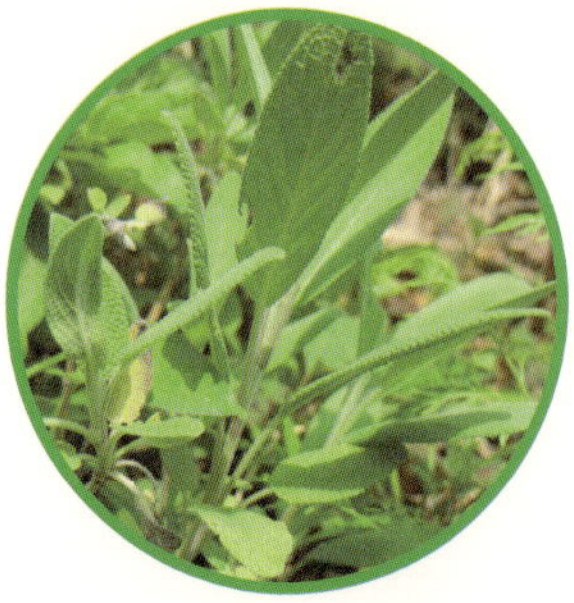

セージ
うがい剤やマウスウォッシュとして使える。更年期障害にも。

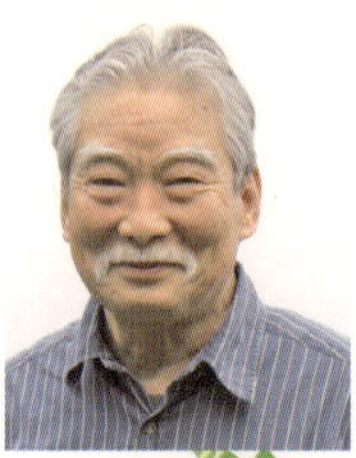

Profile　うえのけいいち
日本ホリスティック医学協会副会長、代替医療利用者ネットワーク副代表。消費者、市民、エコロジー等の幅広い分野で理論展開。訳書に『癒す心、治る心』（角川書店）、『ワイル博士のナチュラル・メディスン』（春秋社）等。著書に『補完代替医療入門』（岩波書店）、『代替医療』（角川書店）等

rule 1

代替療法はあまりに多様であり、矛盾なく分類するのはむずかしい。共通点は「生命力」を認めること

科学は見えるものが相手、代替療法は微細なものが相手

古代シャーマニズムの時代から、苦痛や悩みを解決するために、世界中の多様な地域で様ざまな治療法が誕生してきましたが、それらの治療法には、お互いに共通する理論はありません。あまりにも多様性があって、最大公約数的なものを取り出そうとしても、その答えに困るほどなのです。

つまり、「代替療法とは何か?」はひとことでは言い表せないのです。あえて言おうとするならば、現代医学のような人間の体を「還《※かん》元《げん》論」や「機械論」で見立てる立場ではなく、「生気《せいき》論」的な立場に軸足を置いているということぐらいでしょうか。

生気論とは、生き物には「生命力」というエネルギーが宿《やど》っているとする考え方で、それは機械でつくることもできないですし、分割することもできません。生命に特有の、目には見えないエネルギーがあり、それが存在するから、生き物はいきていけるのだという考えです。

東洋で言うと「気」や「プラーナ（サンスクリット語で「生きる力」）」などがその代表ですね。

西洋にもそのような考えはあったのですが、科学革命以後、ほとんど否定されて、一般的には用いられなくなりました。

科学はトータルな人間のうち「見えるもの」を相手にし、発達してきましたが、代替療法の対象は目には見えない、医療の観測機器にも検出できないような微細なものを相手にしているわけですから、正体がつかみにくく、なんとでも言えてしまうと言う曖昧《あいまい》さをのこさざるを得ないのです。

このように代替医療は、アメリカでもヨーロッパでも、専門に研究している人も増えてはいますが、多様性が強すぎて、統一された分類基準はありません。逆にありとあらゆる分類法が存在し、まだ国際標準的な分類法が定まっていないのが現実です。

※還元論…物事をつぎつぎと細分化して見ていき、上のレベルの現象を下のレベルの原理で理解する考え方

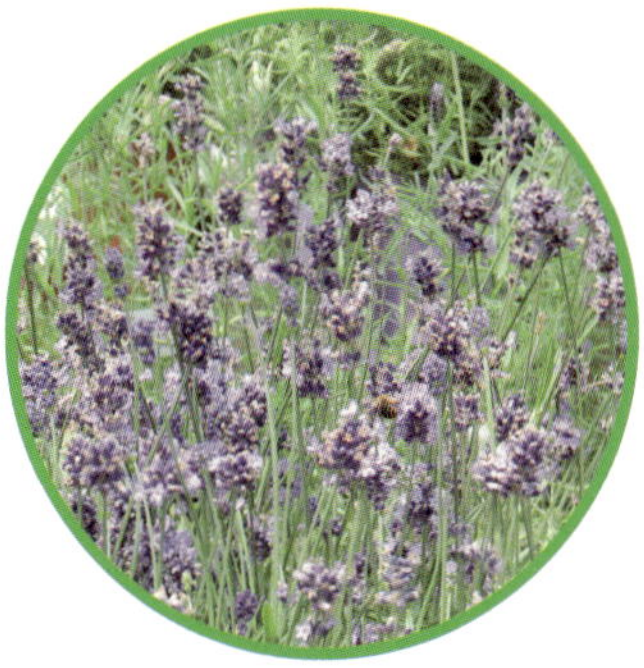

ラベンダー
芳香に鎮静《ちんせい》作用がある。ストレス社会の必需品です。

P34～P39で紹介のハーブの写真は、上野さんのご自宅の庭で撮影しました。
取材／高橋利直　文／丸山弘志　写真／上野圭一（ハーブの写真）

rule 2

代替療法はなぜ効くのか？
絶対に効かないという代替療法も、
必ず効くという代替療法もない

正体がつかみにくい代替療法がなぜ、効くことがあるか？

心と体と霊性《れいせい》を渾然《こんぜん》一体ととらえるホリスティックな人間観から見れば、現代科学の最先端ですら「まだ幼稚園程度」という科学者もいます。この主張が正しいとすれば、そのような科学を基礎においている現代医学に生命のすべてを預けるのは、愚《おろ》かであるともいえます。

それでは、正体がつかみにくい代替療法がなぜ、効くことがあるのでしょうか？

代替医療・統合医療に詳しいアメリカのアンドルー・ワイル博士の著書『人はなぜ治るのか』の中にこの答えを見つけるための重要なヒントとなる言葉があります。ダライ・ラマがハーバード大学で講演したときに、チベット伝統医学と現代医学についての意見交換をドクターたちとしたときのことです。

その中で、ダライ・ラマは治療が成功する条件として「患者の信仰」、「医師の信仰」、「患者と医師の間のカルマ」の三要素が不可欠だと述べています。ここでいうカルマとはいわば魂《たましい》のＤＮＡのようなもので、輪廻《りんね》における情報の記録を意味しています。

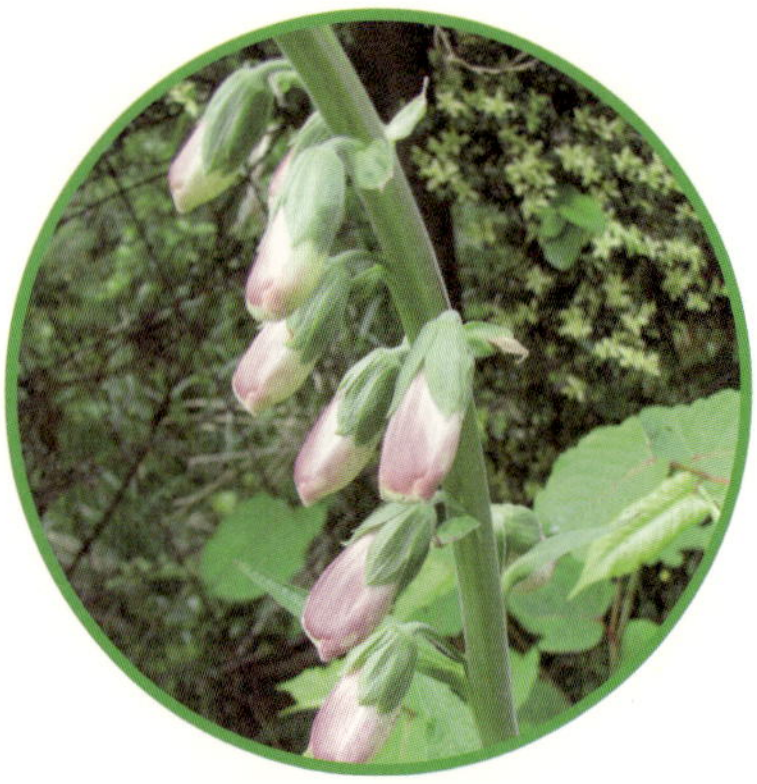

ジギタリス

強心作用がある。魔女の時代から現代まで使われている。

この場合の信仰とは宗教的な信仰の意味ではなく、患者がその治療で、きっとよくなると強く信じることです。医師の信仰とは、医師も同じく「私が施《ほどこ》すこの治療法でこの患者はきっとよくなるぞ」と腹の底から信じること。そして患者と医師の間のカルマは、現代的に言えば患者と医師の強い絆《きずな》が必要だと考えられます。

チベット仏教では、患者と医師の前世の関係も含めて、深い絆を持っている人ほど、強い効果が期待できるということを、ダライ・ラマは言いたかったのだと思います。患者と医者の関係でも「なんとなくこの人いやだな」と思う人よりも、「この人でダメだったら諦《あきら》めがつく」と思えるくらいの、そういう尊敬できる人に治療を受けることが大事なのです。

rule 3

病気が起こることと治ることは、ベクトルの方向が違うだけでどちらも同じ過程の働きである

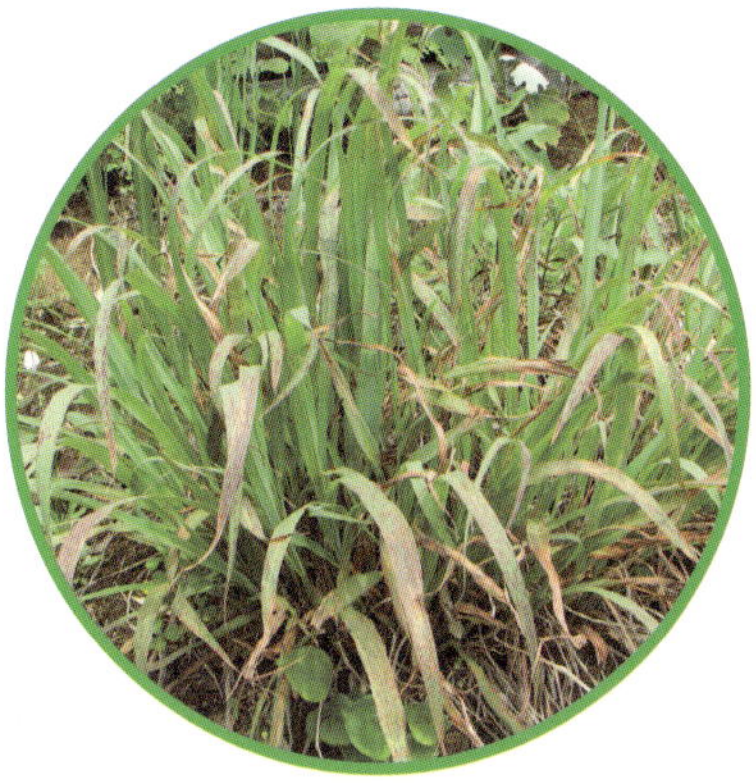

レモングラス

成分はレモンと同じシトラール。お茶は風邪に効く。

良い状態が健康で、悪い状態が病気という二元論的な見方は幻想

「生きている」ということは動物でも植物でも、環境との相互作用の中で、さまざまなダメージを被《こうむ》るということでもあります。

自然災害とか、山火事、雷、あるいは細菌やウイルス、害虫、捕食者《ほしょく》等さまざまな環境の中で生きざるを得ない。したがって、動植物すべてにおいて、ダメージを受けても、限界を超えない限り、自ら修復していくだけの力が与えられているのです。それを私たちは、自然治癒力や修復力と呼んでいます。

その修復力のポテンシャル（潜在能力）を高めるときに、人間の場合は、自我の働きが重要になってきます。まず、ダメージに気づくこと、そしてポテンシャルが落ちていれば、それを徐々に引き上げていくように生活習慣を変えるとか、食事を変えるとか、訓練法をするということが、自我の働きです。その自我の働きを正常に機能させるものが、偉大なる自然の力と言われるものです。

例えば植物でいうと、木は台風で完全に折れたものは切り捨てて土に返すのですが、半分折れた枝は、まだ芽を出して生き残ろうとします。それと同じことが私たちの体にも起こっています。

太陽の輝く晴れた日もあれば、嵐のような大雨の日もありますが、どちらも大自然の営みのひとつにすぎません。それと同じように、私たちの体も、無理をすれば病気にもなるし、安静にすれば回復に向かいます。

病気が起こる過程と治癒が起こる過程は、言ってみればベクトルの方向が違うだけで同じ過程の働きです。良い状態が健康で、悪い状態が病気という、二元論的な見方は幻想です。人間は複雑だから、動植物やバクテリアに比べてより複雑な現れ方をするので、原点に帰って自分自身を観ることがしにくくなってはいますが、壊《こわ》れたり治ったりしている変化の原理は、まったく同じだと思います。

rule 4

治療にふさわしい人格を見抜く眼力を鍛えよう。「この人の手にかかって死ぬのなら本望だ」ぐらいに惚れることが必要

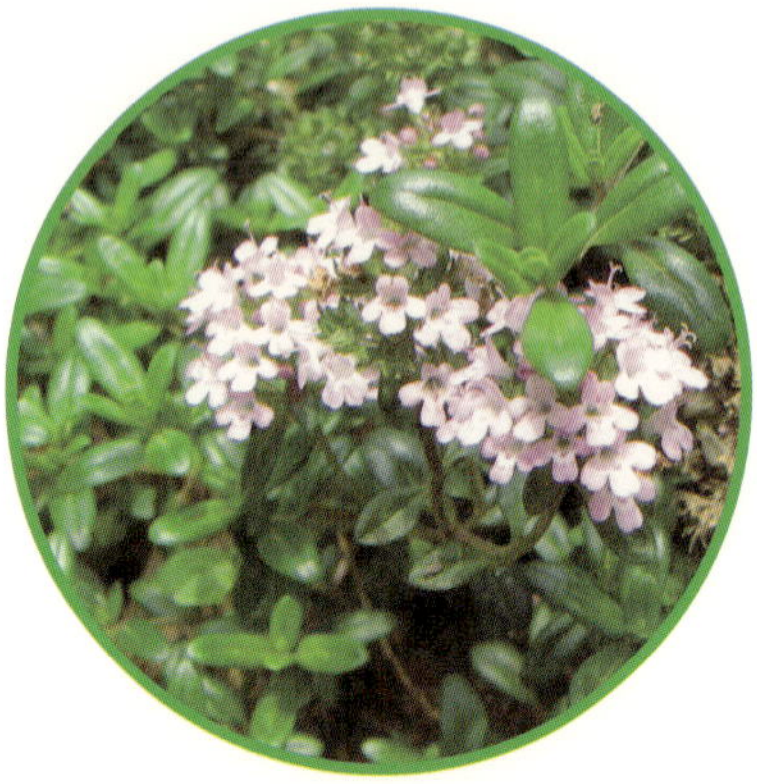

タイム

昔から月経痛に使われる。去痰剤や胃腸薬としても有名。

良医、名医で断定的な物言いをする人は見たことがない

医療も「メディカルサービス」という、サービスを消費者が消費する行為です。

命にかかわることですから、医者や代替療法家を選ぶときも最低限度、医療消費者として、事前に知識や情報を得ることはもちろん重要ですが、医師やセラピストの人柄を見極めることがきわめて重要です。波長の合いかたというか、相性というか、この人と一緒ならやっていける、「パートナーとして選べる」と言うことが大切です。帯津良一先生が治療にふさわしい人格を見抜く方法の一つに「人相がいい」という条件をあげています。内面は必ず外面に現れるのです。

メディアの評判とか、肩書きとか、見かけとか、金額とかに惑わされてしまって治療家の内面を見抜く力を私たちが失っていることが問題だと思うのです。帯津先生はこれらを称して「真贋《しんがん》の見分け方」と言っているのです。私たちは医療に関しては素人であるし、医者や治療家以外は皆、違う職業のプロではあっても治療のアマチュアであるわけです。治療家は治療家のプロなのですから、治療に専念してもらえればいいわけです。

もうひとつ、医療の本質がわかっていればわかっているほど断定的な言い方が、できないものだというのも事実です。

「実《みの》るほど頭《こうべ》を垂《た》れる」という東洋的な考えかもしれませんが、いわゆる良医、名医と言われている人で、断定する人を見たことはありません。断定的な物言いをする人は、最後には断定的に見捨てられるかもしれない、ということを含んでいます。

やむを得ず医療に我が身を委ねる場合は、医者として治療にふさわしい人格を見抜かなければなりません。でも、見抜く眼力なんて、身につけるのはなかなか大変だから、「直観」でいいのです。そして、その直観を日々、鍛《きた》えることも怠ってはいけません。

rule 5

たいていの病気では患者はいずれ治る。自然治癒力は、頭で考えることではなく、体で実感することで高まる

治療を受けようと受けまいといずれ患者は治るものである

「治療してもしなくても治るのだけども、治療した方がもっと早く治るかもしれない」。これは非常に危険な考え方です。ケガや病気をしたらすぐに病院に行く。病院が身近になりすぎているために治療しないで治る経験を持つことがなかなか少なくなっています。ケガや病気をしたときに、周りに医者がいない暮らしだと自分で何とかするわけですし、周りの人も放置するしかないわけですよね。

「自分で身近な薬草をつけたりしているうちに治った」という経験を重ねてきたのが、多くの普通の人たちのしてきたことです。死んでしまう人は死んでしまい、でも、治ってしまう人もいるから、私たちが今ここにいるのです。

アンドルー・ワイル博士も、「自然治癒力というものを与えられていることが、頭で考える知識としてではなく、体で実感として知ること」とが大切だと言っています。だからケガが治るのをよく見つめる。かぜが治る過程も、よくよく観察する。その経験、実感が大事なわけです。そのプロセスを何回か繰り返していくうちに、その程合いがわかってきます。これは放っておいても治るとか、これはこういう手当てをした方がいいとか。それが普通の人の知恵としてありました。

子どもの頃から少し熱があったり、少し下痢《げり》したら、自分で治す経験をさせないで小児科の先生に診《み》てもらうことが常態化している社会を「病院化社会」と言います。病院を病院として本当に機能させるためにも、そういう社会から抜け出した方がいいのです。

成熟した社会は病院に行かなくてもすむ。自分でもできることがある。近所の代替療法家に相談して解決するかもしれない。私たち市民も子どもの頃からそのような教育を受け、そのことによって医療費は大幅に減ってくると思います。

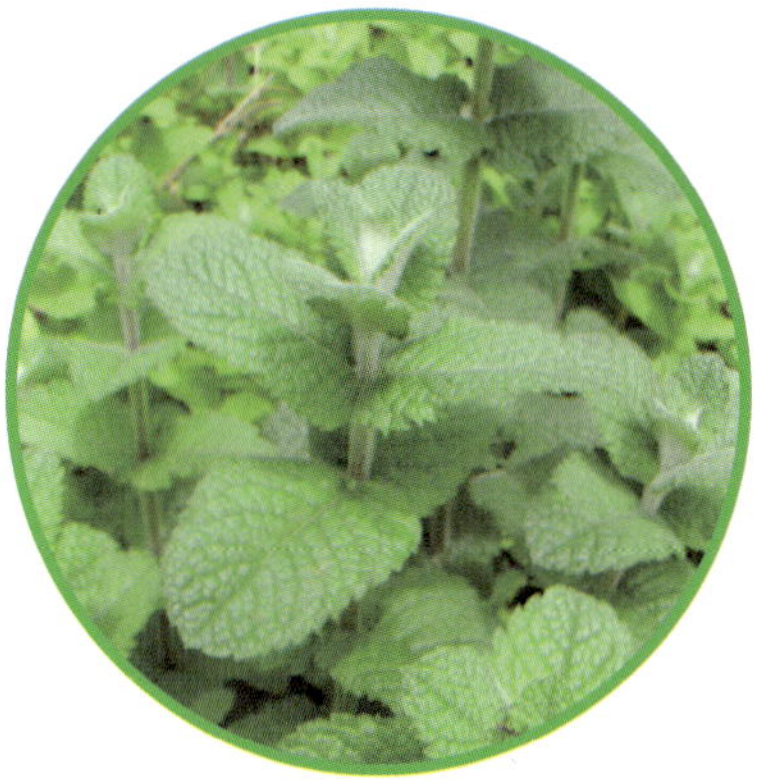

ミント

消化不良、悪心、乗物酔い、頭痛、発熱など利用範囲は大きい。

植物が自らを守るために生み出した
有効成分《ファイトケミカル》を
病気の予防、治療に上手に使う

ゆっくり、ゆったり、ゆるやかに効く

ハーブ療法

橋口玲子
医学博士・緑蔭診療所医師

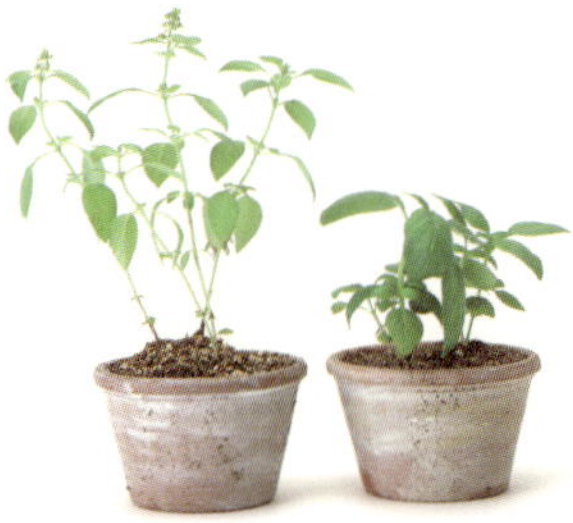

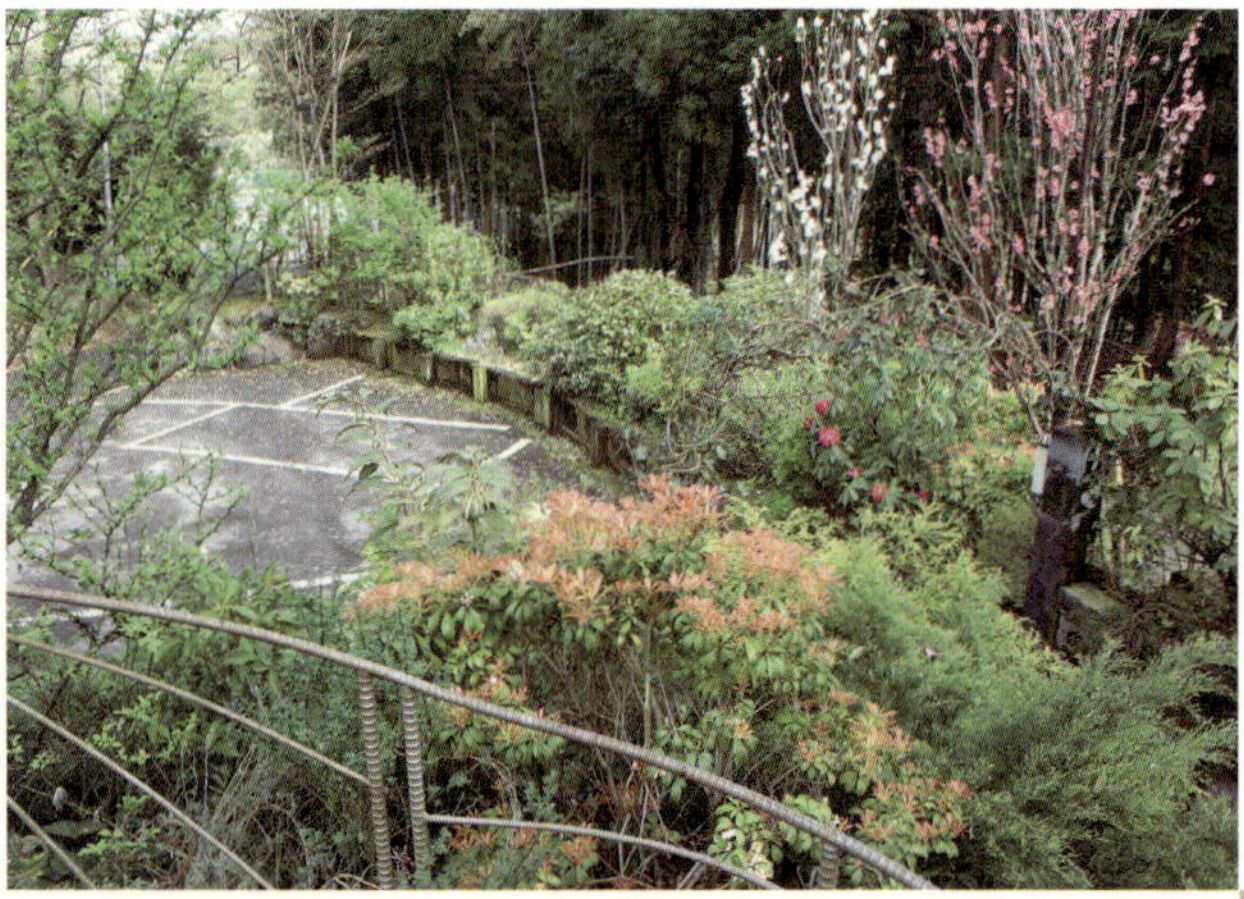

ハーブは、薬効のある食べ物と化学薬品の間にあるもので、安全でしかも効果が期待できます。化学薬品は、効き目が鋭いだけに、その副作用も気になります。薬効ばかり気にするよりは、ハーブを上手に活用して、「これまでの生活習慣を見つめ直して、生き方のバランス感覚を身につけてほしい」と橋口先生は言います。診療に積極的にハーブ療法を取り入れている橋口先生に、ハーブの効能と上手な利用法をお聞きしました。

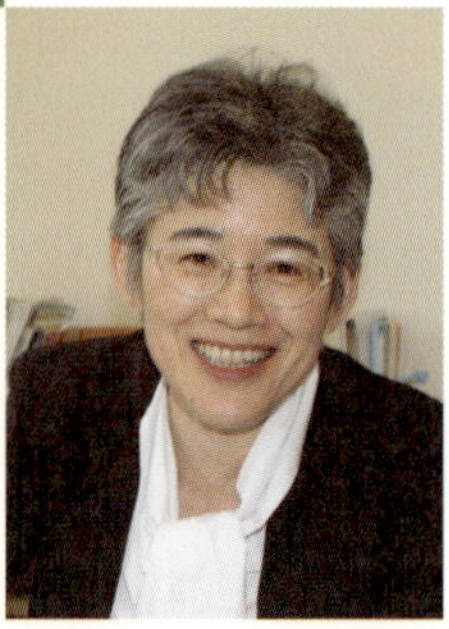

Profile　はしぐちれいこ
1954年鹿児島市生まれ。1979年東邦大学医学部卒業。循環器専門医、小児科専門医、認定内科医、医学博士。1994年神奈川県南足柄市に婦人科医の夫とともに緑蔭診療所を開設。高血圧、糖尿病などの生活習慣病、アレルギー性疾患、心身症やメンタルヘルスに関わる疾患の患者さんに、現代医学と漢方医学を組み合わせ、さらに、ハーブ療法、アロマセラピーなどの代替補完療法を取り入れた診療を行っている。

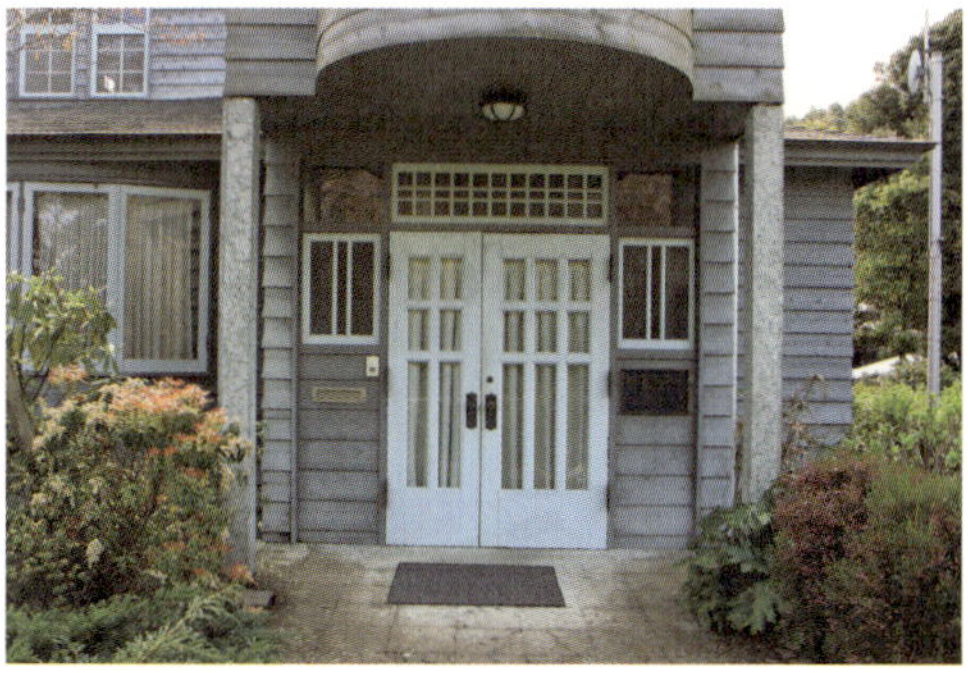

1994年に開設された診療所は、大正時代の洋館の一部を使用。建物の中に一歩入ると、自然と気持ちが癒されます。

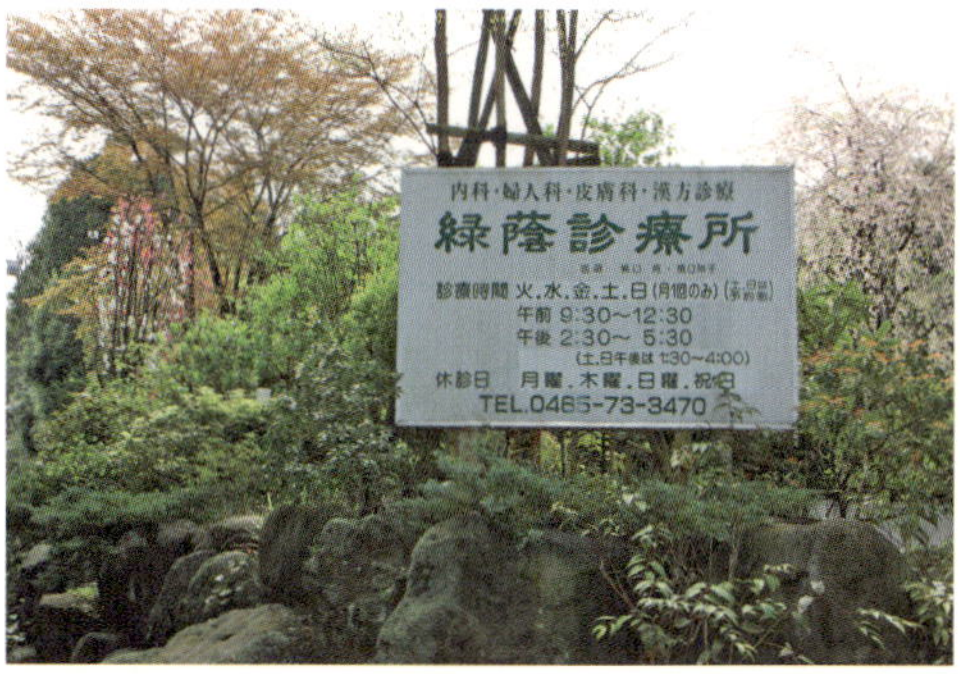
内科・婦人科・皮膚科・漢方診療
緑蔭診療所
診療時間 火.水.金.土.日
午前 9:30～12:30
午後 2:30～ 5:30
(土.日午後は 1:30～4:00)
休診日 月曜.木曜.日曜.祝日
TEL.0465-73-3470

神奈川県南足柄市にある緑蔭診療所。緑繁る丘の上に建てられ、その名のとおりグリーンシェルターにいる心地です。

植物の中で特に薬効が高いものをハーブといい、中でも積極的に治療に使われているものをメディカルハーブといいます。野菜や果物などの一般の食べ物にも薬効はありますが、ハーブは食べ物よりもはるかに薬となります。

薬効の強いハーブは食べ物と薬の間にあるもの

ハーブの薬効成分には、ポリフェノール、フラボノイド、アルカロイド、芳香《ほうこう》成分などがあります。ポリフェノールには、コレステロールを悪玉に変えたり、細胞や遺伝子を傷つけてがん細胞を発生させる恐れのある活性酸素を抑えて老化を防ぐ、抗酸化《こうさんか》作用があります。また、フラボノイドやアルカロイドは、体調を整え、体の機能の調節に役立つ生理活性物質として作用します。

さらに、ハーブに含まれる芳香成分は、鼻の一番奥の粘膜に付着して、その刺激が嗅《きゅう》神経を介して、脳の自律神経系の中枢である視床《ししょう》下部や、活動と休息をコントロールしている大脳辺縁系《へんえんけい》に作用してリラックスやリフレッシュの効果をもたらします。

ハーブが持つこれらのポリフェノール、フラボノイド、アルカロイドなどの成分は、ファイトケミカル（植物のもつ薬理成分）といいますが、本来、これらの成分は人のためにあるのではなく、植物自身が害虫や病原菌、酸化、紫外線による害から身を守るためのものです。そして、私たちは、その薬効成分を薬として利用しているのです。

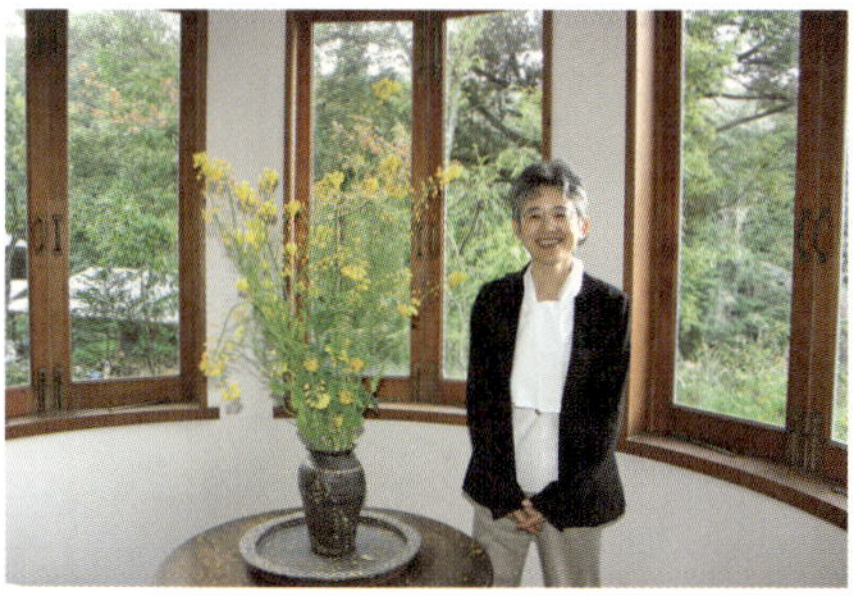

「生活の中にハーブを取り入れると、考え方や生活習慣に変化が出てきます。薬理作用だけで終わらせてしまっては、本当のハーブ療法でありません」と語る橋口先生。

濃すぎるとマイナスの効果が生じるハーブもある

ハーブの薬効成分の中には濃すぎると体によくないものや体が受け付けないものもあります。

例えば緑茶に含まれるカフェインも濃すぎるとマイナスの効果がありますし、同じ緑茶に含まれるポリフェノールの一種カテキンは抗酸化作用が強いことで知られていますが、胃の弱い人は濃いお茶を摂《と》りすぎると、カテキンの作用で胃がムカムカしたりして食欲が落ち、かえって逆効果になります。

免疫力を高める、精神的なリラックスをはかるなど長期的に健康を考えるときには濃いものより、薄くして、または少量を長く続けるほうが効果的です。

取材／高橋利直　文／矢崎栄司

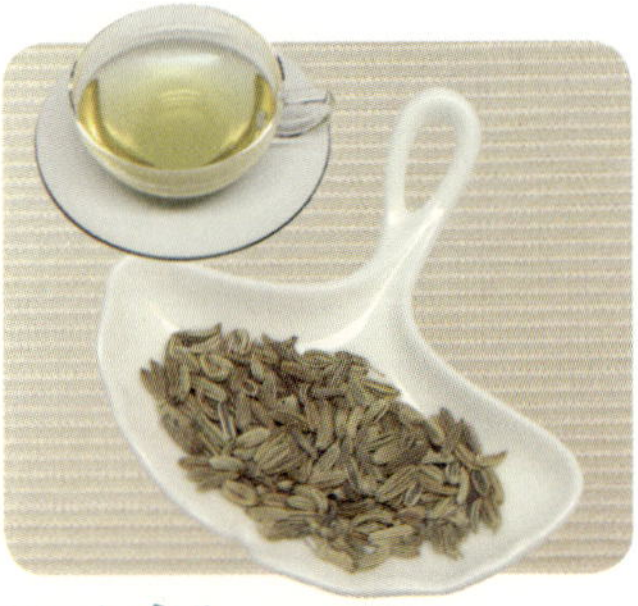

フェンネル

セリ科の子実。効能は機能性胃腸症、胃炎、過敏性腸症候群、かぜなど。弱い肝がん誘発作用を持つので大量には用いないこと。

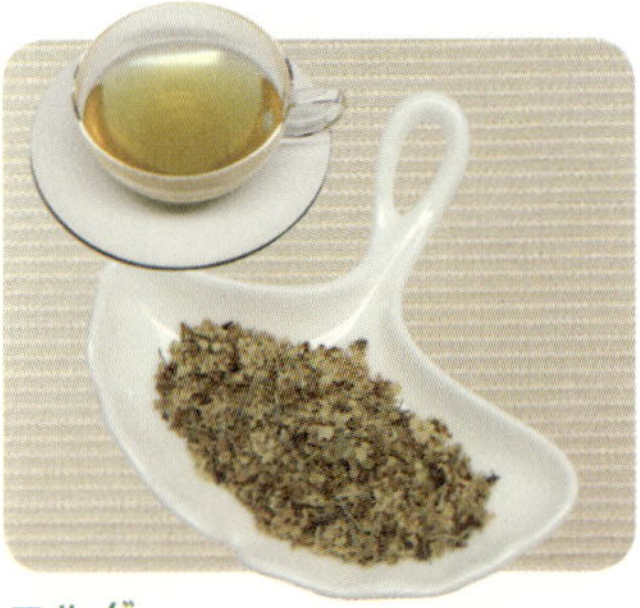

エルダー

スイカズラ科の花、及び熟した果実。効能はかぜ、アレルギー性鼻炎、副鼻腔炎など。マスカットの香りと称される芳香を持つ。

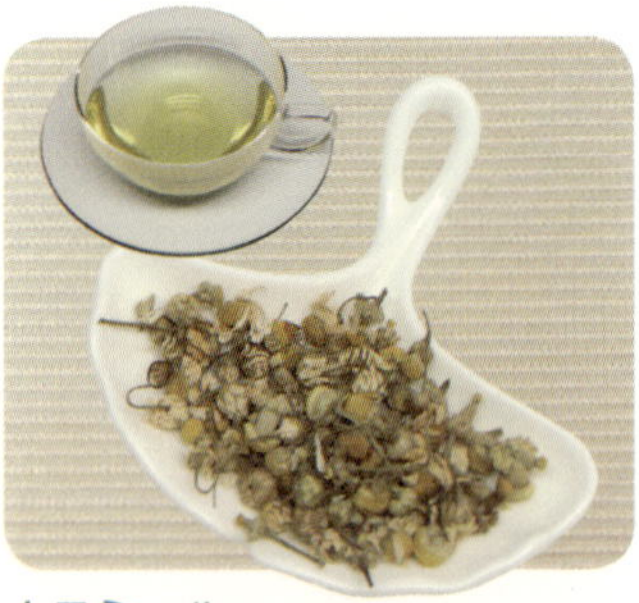

カモミール

キク科の花。効能は、睡眠障害、緊張型頭痛、口内炎、アトピー性皮膚炎、胃炎、過敏性腸症候群など。万能ハーブと呼ばれている。

ハーブの自己手当（セルフトリートメント）としての得意分野は呼吸器系、消化器系、軽い精神神経系の症状です。かぜなど呼吸器系が弱っているときにはカモミール、エルダー、リンデンなどが効果的です。

かぜなど、呼吸器系が弱っているときには…

カモミールは、薬効が非常に幅広く万能ハーブといわれています。消炎作用がのどの痛みや腫《は》れを改善、保温作用が体をじわじわと温めて発汗を促して免疫力を高めます。かぜの引き始めの回復や、インフルエンザ予防にも役立ちます。

また、エルダーは、消炎作用、保温作用、発汗作用が強く、のどの腫れやかぜの回復のときに効果的です。リンデンは血管を拡張し、血流を促進して体を温めるのでかぜにも効果があります。他にも血圧を下げ、動脈硬化の予防に役立ちます。

胃腸など、消化器系にはフェンネル、ミントが効果

フェンネルは、胃腸の蠕動《ぜんどう》運動を整える働きがあり、蠕動が高まることによる腹痛、下痢を和らげ、蠕動低下による腹部膨満《ぼうまん》、便秘を改善します。

ミントは、清涼感のある香りがイライラやストレスをしずめ、食道から腸に至る消化器全体の蠕動運動を調節します。胃腸など消化器系が弱っている人、食べすぎた後の吐《は》き気や胃のもたれ、お腹の張《は》りがある人に向いています。

ストレスによる不眠など精神神経系に効くハーブ

レモンバームは鎮静《ちんせい》作用があり、古くから悲しみや心配をやわらげ、気持ちを明るくしてくれるハーブとして用いられ、ストレスによる頭痛、腹痛に効果があります。

レモンバーベナは葉にレモンの香りがあり、さわやかなレモンの風味が神経の高ぶりをしずめ、自律神経のバランスを整えます。リラックスとリフレッシュの両方が期待できるので、気持ちを切り替えたいときに適しています。

また、カモミールにもストレスをやわらげる鎮静作用があります。不眠症や不安、緊張の緩和に効果があります。さらに、胃の保護作用もあるので、ストレスによる胃痛、腹痛を和らげや、便秘と下痢をくり返す人にも向いています。

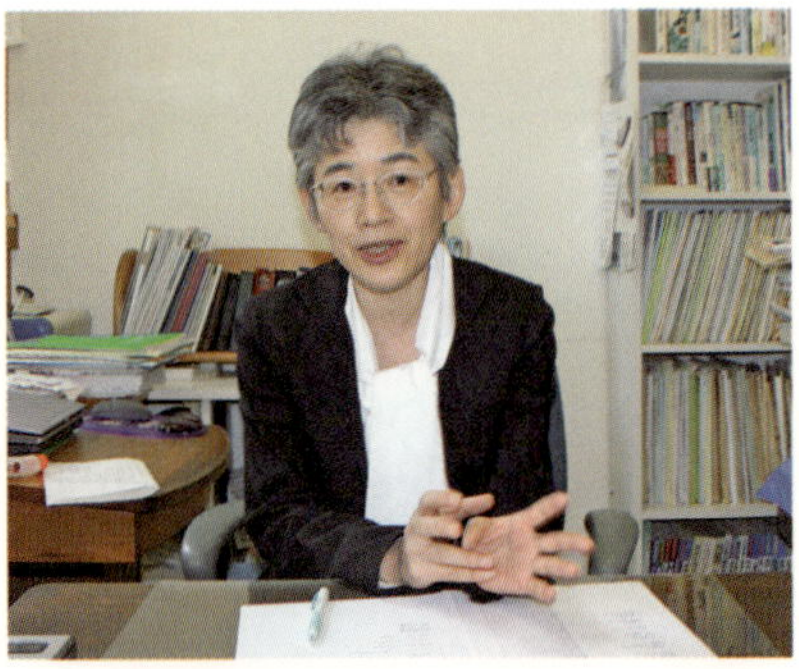

ハーブは飲む以外にも料理や入浴、湿布などの用途があります。植物の特性をよく知って活用してください。

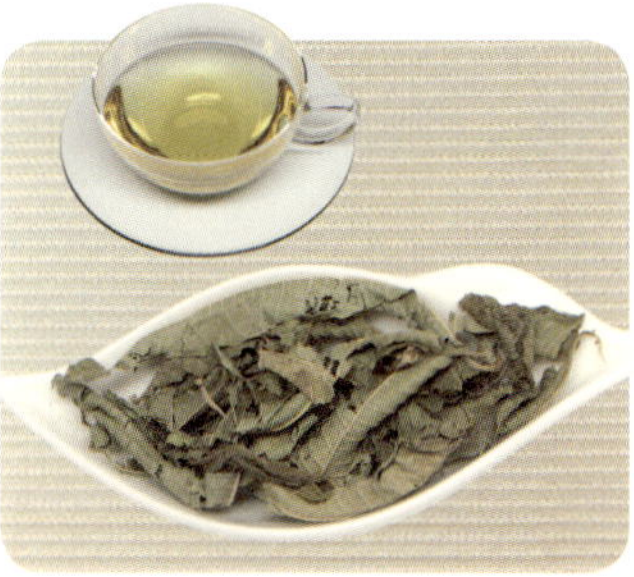

レモンバーベナ

クマツヅラ科の葉。効能は食欲不振、食べすぎ、かぜ、偏頭痛など。長期や大量使用は胃への刺激となることがある。

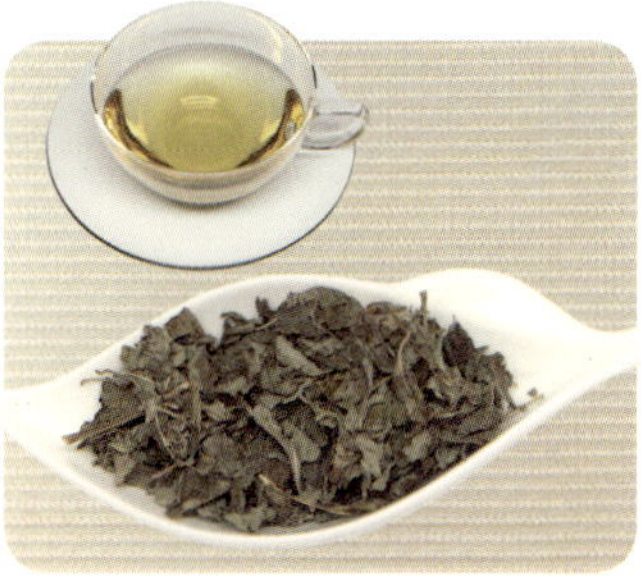

レモンバーム

シソ科の葉。効能は不安、抗うつ、睡眠障害、緊張型頭痛、過敏性腸症候群、かぜなどに作用。副作用のない安心ハーブ。

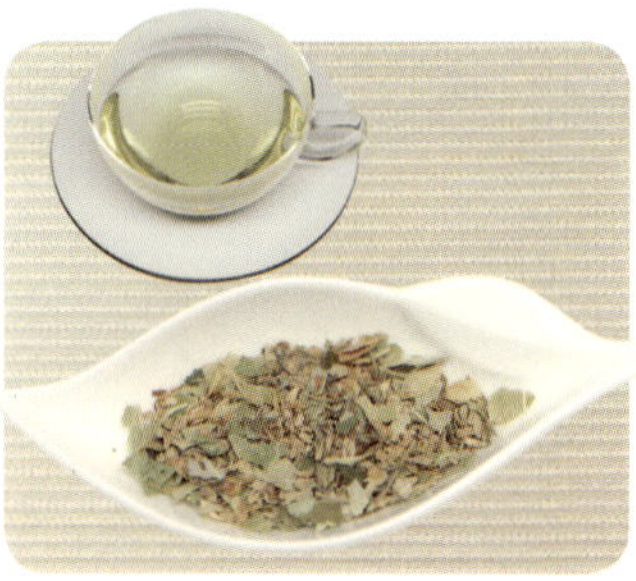

リンデン

シナノキ科の花と葉。効能はかぜ、高血圧、不安、睡眠障害など。発汗、解熱、血管拡張、鎮静などの作用がある副作用のない安心ハーブ。

現代医療ではアプローチできないことでハーブ療法が有効なこともたくさんあります。でも、現代医療が有効なときは、現代医療も使います。単に、化学薬品がいやだから、ハーブを飲みたいでは適切な治療ができません。

ハーブ療法が得意な疾患、現代医療が有効な疾患

病気の中には、現代医療のほうがはるかに治療手段を持っている病気がたくさんあります。しかし、現代医療ではアプローチできない部分や不得手な部分もたくさんあります。

例えば、かぜのひき始めや、ウイルス疾患に対してはインフルエンザやヘルペス以外は特効薬はありません。これらの疾患は、現代医療の不得手な範囲です。

私は患者さんの個々の状況に合わせて、どの治療法がよいかを決めています。

例えば、「定期健康診断で血圧が高いといわれたが、血圧の薬は飲みたくない」また、「今、飲んでいる降圧剤をやめてハーブを飲みたい」という人がいますが、動脈硬化がある程度進んでいる場合には、「そういう治療はよいと思いませんのでお引き受けできません」とお断りします。

単純に、今受けている治療が嫌だから、そのかわりにハーブを飲んで治したいというのでは、治療効果は期待できません。

セルフケアとしてのハーブ療法のすすめ

一方、降圧剤を飲むけれども「緊張するとより血圧が上がるので、それを改善したいのだがハーブが役立つでしょうか」と聞かれたら、「リンデンをお飲みください」とリンデンを処方することもあります。リンデンには、緊張を緩和したり、高血圧を予防する効果が知られているからです。

正常値よりも血圧が高い（正常高値）けれども、まだ軽症高血圧に至らない程度の方は、「肥満を解消する、塩分を制限する、運動不足を解消する、タバコをやめる」などの生活習慣を改めることによって、軽症高血圧に向かわなくしたり、予防することができます。

このようなセルフケアの一環としてハーブを取り入れたいというのは大変よいことです。

また、過敏性《かびんせい》腸症候群と呼ばれる、お腹が落ち着かない症状の患者さんで、医師から処方された整腸剤を飲んでいる人がいます。こういう方は、そのときの体調や食べ物などで、便秘と下痢《げり》を繰り返し、下剤も便秘薬も手放せません。

このような微妙な不具合がある場合にも、ふだんの治療を受けながら症状の変化に対して自分で対応できるようにハーブを利用すると非常に効果的です。

薬効効果を高めるハーブティーの入れ方

あらかじめ温めておいたポットにハーブを入れ、沸騰させたお湯を注いで揮発性の芳香成分を逃がさないために、ふたをして３～10分おきます。標準的なハーブの使用量は、500ミリリットルのお湯に対して乾燥ハーブ30グラムを用います。かぜなど急性の病気の治療に用いるときは、このぐらいの割合でよいのですが、日常的な健康管理として飲む場合は、味も考慮しつつ、この半分ぐらいでもかまいません。

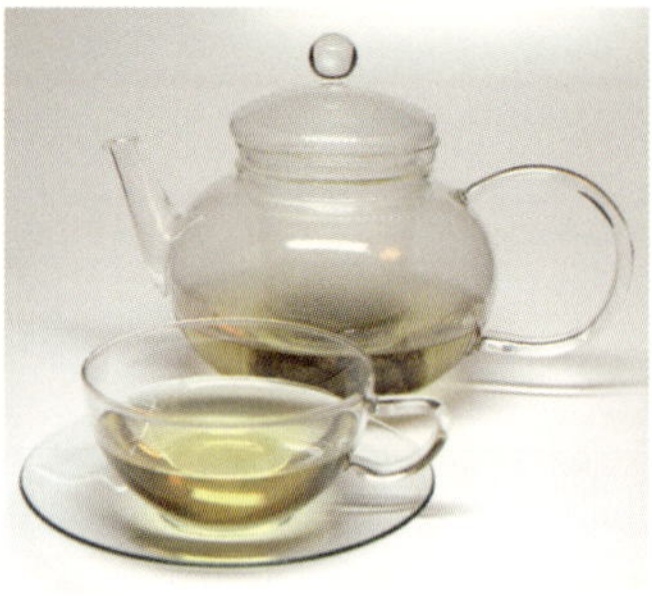

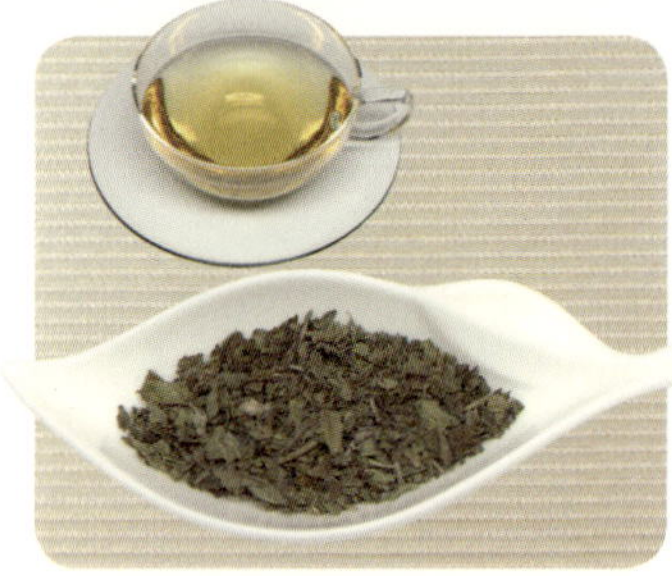

ミント

シソ科の葉、茎。胃炎、機能性胃腸症、過敏性腸症候群、乗り物酔いなど。メントール刺激があるので乳児には通常用いない。

ハーブは、強く濃くして飲めば効果があるというものではありません。穏やかな飲み方にこそ、ハーブ療法の得意としている特徴があります。ゆるやかなリラックス効果が自律神経の調整に働き、免疫力を強化します。

リフレッシュとリラックスは効果の表と裏の関係

リラックス用の精油として代表的なラベンダーも、直接精油をたらしたときの強い香りは、リフレッシュ効果があります。一方、水に精油をたらして薄めるなど、弱く香らせると、リラックス効果が高まります。このように、同じハーブでも、香りの強さによって薬効が変わります。

例えば、柑橘《かんきつ》類、針葉樹の香りはリフレッシュに分類されていますが、薄めればリラックスにも使えます。

ですから、味、香りもリフレッシュ効果を求めるのなら濃いほうがよく、リラックスなら薄味、穏やかな香りのほうがよいでしょう。

また、濃いものは急性の症状を抑えるためにはよいのですが、長期的に心身の調子を整えるには、味、香りとも穏やかなリラックスの効果があるほうがよいのです。

ハーブは交感神経、副交感神経のどちらか一方に働くのではなく、自律神経のバランスを調節します。繰《く》り返し、穏やかなリラックス作用のあるハーブを摂《と》ると、自律神経のバランスがよくなります。

穏やかな味、香りで、心身の状態を整える

ハーブティーはつくり置きすると揮発《きはつ》性の精油成分が飛んでしまいます。精油成分を逃がさないためには、紅茶用ポットのように蓋《ふた》のある容器で入れます。一人で飲むときは、カップに入れ、お皿で蓋をするとよいでしょう。

いれたばかりで、まだ熱くて飲めないうちに、立ち上る湯気の香りを嗅《か》いでください。そうすると芳香成分が、鼻から嗅神経《きゅうしんけい》を介して脳に働きかけます。そして飲みやすい温度まで冷めたところで、口に含むと、こんどはハーブの薬効成分が胃から体内に吸収されるのです。

緑茶の場合には熱湯ではマイナスの成分が出すぎるため、少し冷ましたお湯で入れますが、ハーブティーの場合は緑茶ほどマイナス成分がでませんので熱湯で入れてください。でも、あまりにも濃い成分を期待して煮出すと、かえってマイナスの成分が出すぎておいしくなくなります。ハーブティーはお湯で自然に成分を出すのが、味も香りもはるかに穏やかです。

ゆったりとした気分で、穏やかな味わいのハーブティーを楽しみ、心身の状態を整えることこそハーブの得意とするところです。

病気は治療法を変えるよりも、まず生活習慣を変えるほうが大切なことが、たくさんあります。ハーブは薬効だけでなく、生き方のバランス感覚を見つけ、生活習慣を変えるきっかけにも、積極的に利用してほしい。

治療法を変える前に生活習慣の改善を実行する

ハーブ療法は、セルフケアにとても向いていますが、まずその前に、「規則正しい生活をする」、「適度な運動をする」、「睡眠時間をきちんと確保する」、「たばこをやめる」、「食べすぎをやめてバランスのよい食生活を心がける」など、生活習慣を改善するほうが、はるかに大切です。それをやらないで、「サプリメントさえ摂《と》れば、ハーブさえ摂れば健康になる」という考え方では効果はありません。

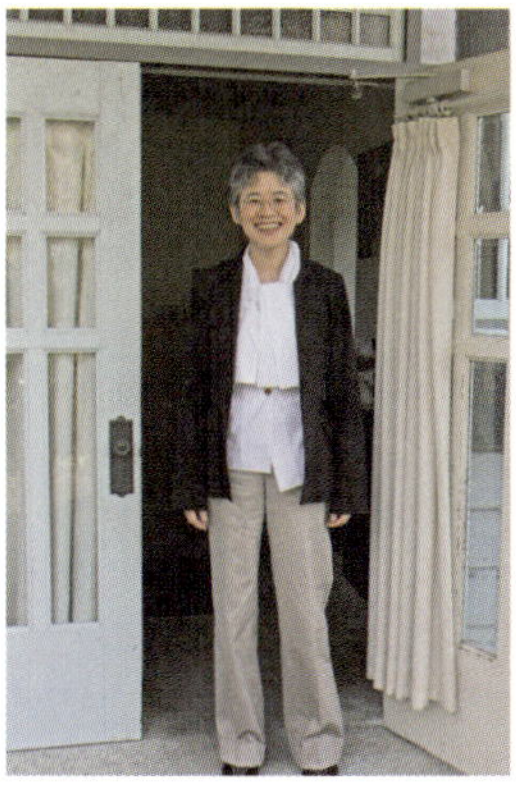

橋口先生ご自身も、「以前は、コーヒーなどカフェイン飲料の摂りすぎによる片頭痛で悩んでいましたが、ハーブに出会ってすっかり体調も改善した」という経験を持っています。

例えば、「睡眠薬を飲まないでも眠れるようにするにはどうしたらよいか」とよくきかれますが、昼間のうちに軽い運動をすることを続けていれば、夜には眠りやすくなります。昼間に何もしていなければ、夜になっても眠くならないのは当然です。

にもかかわらず「睡眠薬を飲みたくないから、そのかわりにハーブを」と言っても無理です。まずは、昼間に適度な運動するように生活習慣を変えることが大事です。

ハーブにかかわることで、セルフケアの意識が変わる

大切なことは、「自分が自分の主治医だと思って、自分の体調に意識的にかかわること」です。

そうすれば、「医者が言ったからこの薬を飲む」とか「もう私は病気だからしょうがない」というような受け身の態度から能動的な態度に変わります。そのこと自体が、治療効果を発揮します。考え方が、受動的から能動的になると、その人の生き方の構えが変わります。

「病気と向き合っていこう」「自分でコントロールしていこう」という能動的な気持ちになればしめたもので、それだけで症状がやわらぐことがあります。

「どうしようもない」という考え方を変えるには、単に説得するだけより、「こういうふうにハーブを取り入れてみたらどうですか」とハーブをすすめ、ハーブを生活の中に取り入れることで、いつの間にか考え方や生活習慣が変わっているというアプローチのほうが受け入れられやすいと思います。

頭で考えても、人はなかなか変わりません。行動を通してのほうが変わりやすいのです。ハーブを使うことは、受け身の自分から能動的な自分に変わるきっかけにもなります。ハーブを薬理作用だけで終わらせてしまっては、本当の意味のハーブ療法ではないと私は思います。

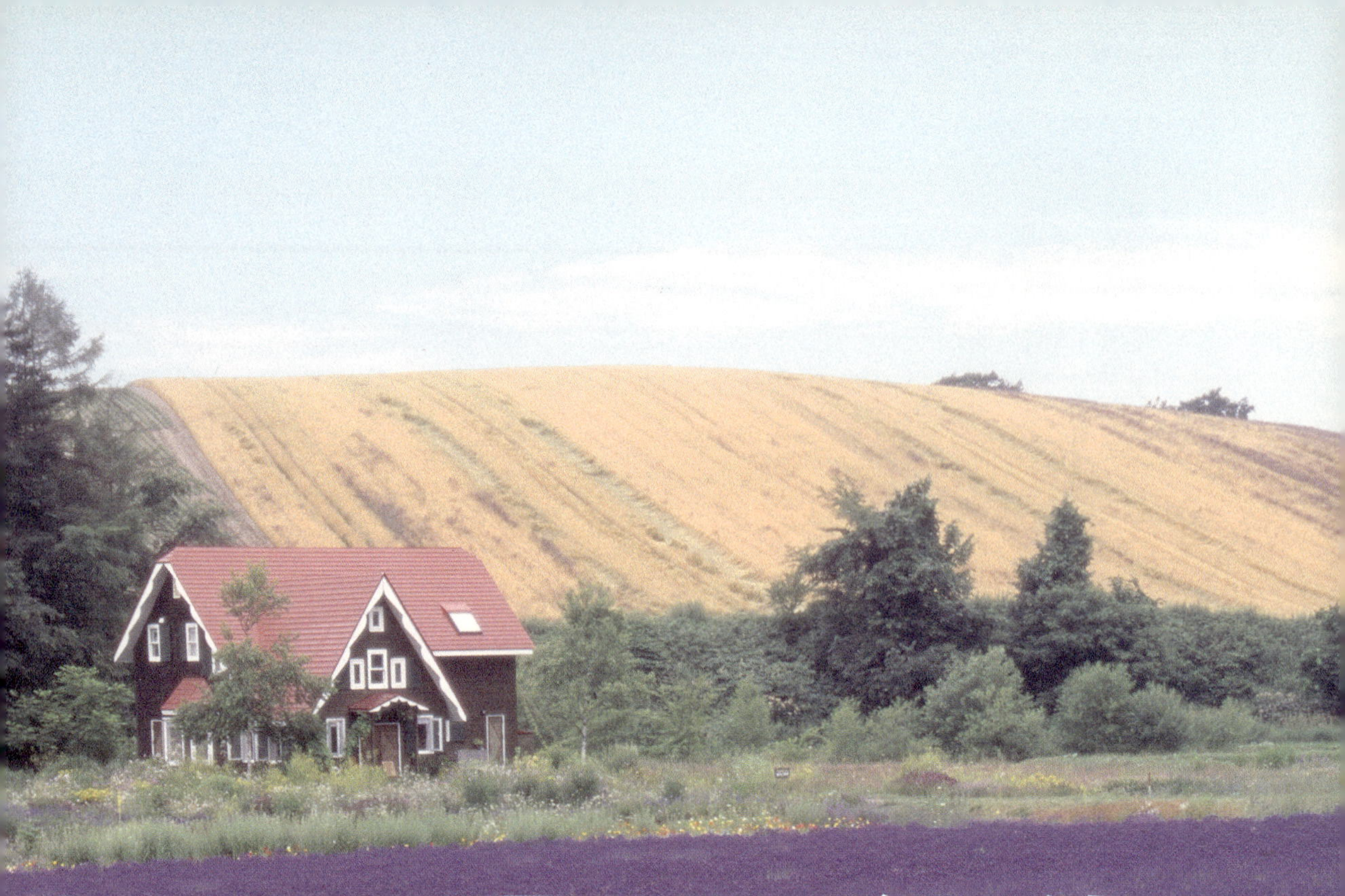

医療の中での実践から学ぶ

心と体のセルフケアによく効くアロマ療法

アロマ療法は、植物から抽出した芳香成分を
精油という形で体内に取り入れて心身の調和をはかることで、
最近では多くの医療現場で代替療法の１つとして活用されています。
さまざまな精油の香りを楽しみながら、植物に秘められた
不思議な力を自分の体の健康維持（セルフケア）に
使いこなす方法を、鮫島浩二先生にお聞きしました。

鮫島浩二

医学博士・さめじまボンディングクリニック院長

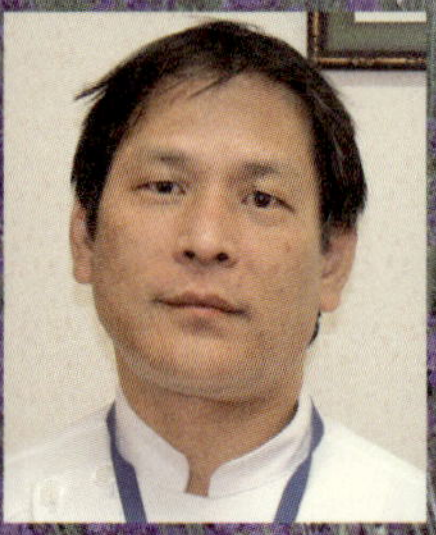

Profile　さめじまこうじ

1981年東京医科大学卒業。東京警察病院産婦人科入局。現在、さめじまボンディングクリニック院長。「妊婦さんにとってベストのお産をサポートしたい」をモットーに、気功を応用したリーブ法出産法の開発に参与し、医療にアロマテラピーを取り入れている。国際ボンディング協会理事長、日本アロマセラピー協会副理事長。著書に『女性によく効くアロマセラピー』『私があなたを選びました（絵本）』『妊娠・出産・育児のためのアロマセラピー』

Q

誰が見ても薬理効果のはっきりしているところが、医療でアロマを使える特徴だと伺いましたが、具体的に教えてください

A

アロマで使う精油の成分は科学的に明らかにされています

精油には抗感染作用、抗炎作用、鎮静《ちんせい》作用、強《きょう》壮《そう》作用、内分泌《ないぶんぴつ》調整作用、消化促進作用などのさまざまな薬理作用があります。しかも、一つの精油がたくさんの作用を併せ持っています。これらの作用を生み出すのが精油中に含まれる芳香《ほうこう》成分と呼ばれる物質（有機化合物）です。

一つの植物から抽出《ちゅうしゅつ》される精油は数十から数百種類におよぶ芳香成分から成り立っており、一つひとつの精油の薬理作用は、それぞれがどんな芳香成分をどのくらい含んでいるかという、種類と含有量のデータを見れば、ほぼわかります。

これまでに3000種類以上の芳香成分が発見されており、芳香成分は化学的組成と薬理作用からグループ分けされています。

たとえば、ラベンダーの香りは心身をリラックスさせ、眠気を誘うといわれていますが、真正《しんせい》ラベンダー油は強い鎮静作用のあるエステル酸酢酸《さくさん》リナリル（約50％）、殺菌作用のあるモノテルペンアルコール類のリナロール（40％）を含んでいるうえに、皮膚に刺激になるような成分をほとんど含んでいないので、原液を皮膚に直接塗布《とふ》することも可能で、高齢の方から子どもまでの幅広い症状に効果のある万能薬として重宝されています。

ティートリー油は消毒・殺菌作用や抗菌作用のあるモノテルペンアルコール類（50％）、モノテルペン炭化水素類（30％）、酸化物（5％）を含んでいるので細菌やウイルス、真菌《しんきん》（カビ）などに効果があります

一般的に、タイム油、オレガノ油などに多く含まれるフェノール類は、強い消毒・殺菌作用、抗菌作用、抗真菌（カビ）作用があるので、細菌やウイルス感染を防ぐ働きがあり、咳《せき》、のどの痛み、鼻づまりなど、かぜの初期症状や気管支炎などに効果があります。

また、クローブ油、サンダルウッド油などはアレルギー性鼻炎や花粉症、アトピー性皮膚炎などに効果があるとされています。

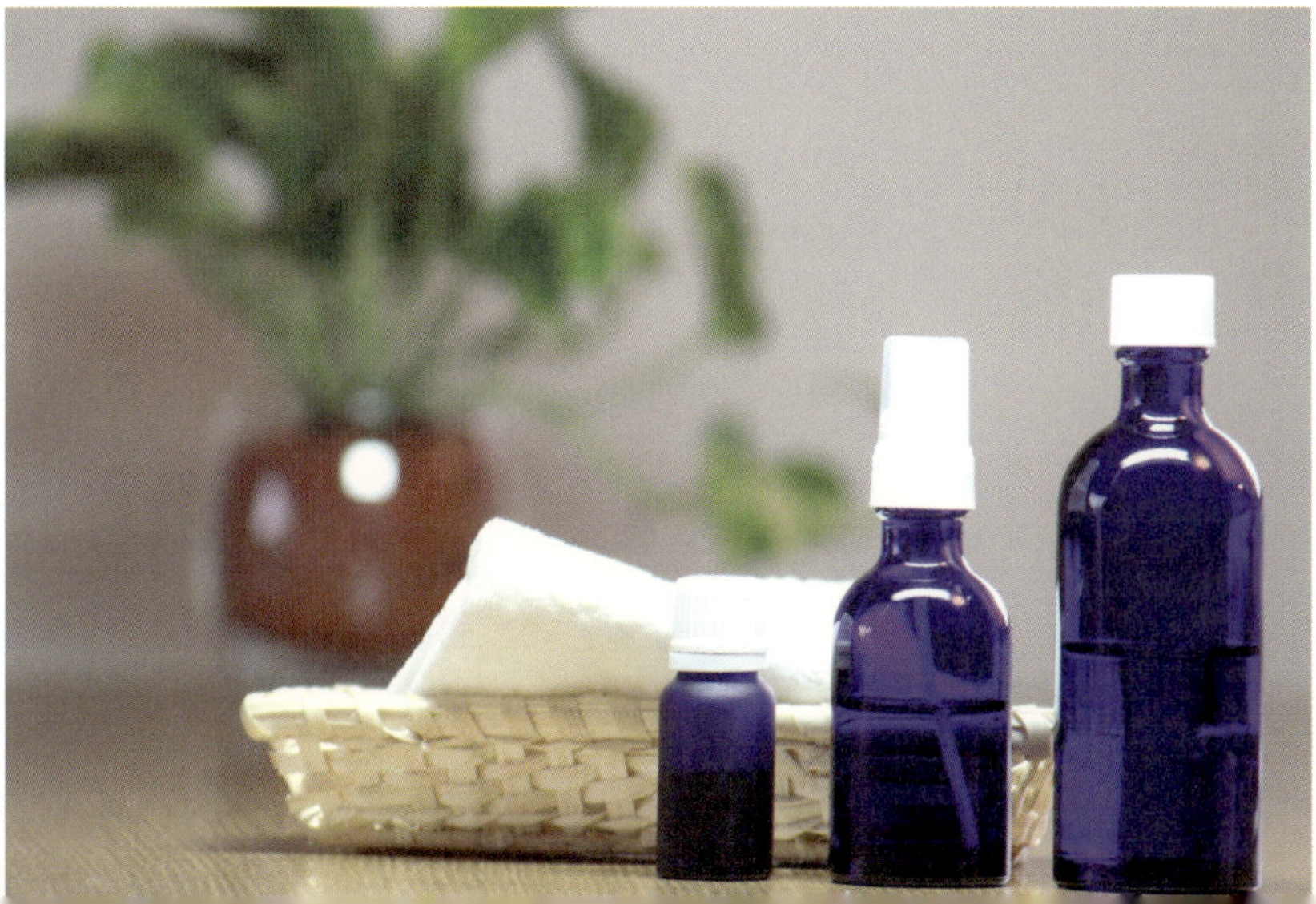

Q 現代医療の薬と比べてもアロマ精油の優位性が認められる、ということですが、どんな作用でどのような優位性があるのでしょうか？

A アロマ精油は抗生物質などの化学薬品のように耐性菌ができない

　第二次世界大戦では、ティートリー精油が常備薬品として細菌感染の予防・治療薬として使われていました。しかし、戦後、合成医薬品の抗生物質のペニシリンが大量生産されるようになり、世界中に広まりました。アロマ精油は植物をたくさん集めて蒸《む》し、それを水蒸気蒸留してようやくできるので、とても手間がかかり大量につくることができなかったのです。

　抗生物質の普及で耐性《たいせい》を持つ菌が現れ、ペニシリンよりさらに強力な抗生物質が作られましたが、それに対しても耐性を持つ菌が現れるという追いかけっこになっています。抗生物質は一つしか化学式を持たず、細菌がその化学式の耐性を持つと、その菌を殺すことができなくなります。

　一方、アロマ精油は有機化合物が集まってできたもので、一つの精油の中に100種類もの分子式を持っています。細菌が100種類もの化学式に耐性を持つことは不可能で、精油に対して細菌は耐性を作れないというメリットがあり、アロマ精油に注目する医師、研究者が増えています。

　また、精油は合成医薬品と比べて副作用が少なく、安全性が高いうえに、香りがよく環境にもやさしいといえるでしょう。

　例えば、くしゃみ、鼻づまり、鼻水などの花粉症の症状を抑える抗アレルギー剤や抗ヒスタミン剤などのかわりに真正《しんせい》ラベンダー油、ティートリー油、マートル油。インフルエンザワクチンのかわりに殺菌力の強いティートリー油。女性のカンジダ膣炎《ちつえん》のかゆみに使う抗カンジダ剤のかわりにティートリー油。かゆみを伴うアトピー性皮膚炎に使うステロイド剤のかわりに鎮静効果のあるカモミール油と殺菌作用のティートリー油。不眠で悩む人に処方される睡眠導入剤や安定剤のかわりに鎮静作用のある真正ラベンダー油やクラリセージ油、プチグレン油。高血圧に処方される血圧降下剤のかわりに交感神経の緊張を和らげるラベンダー油、ゼラニウム油などがあります。

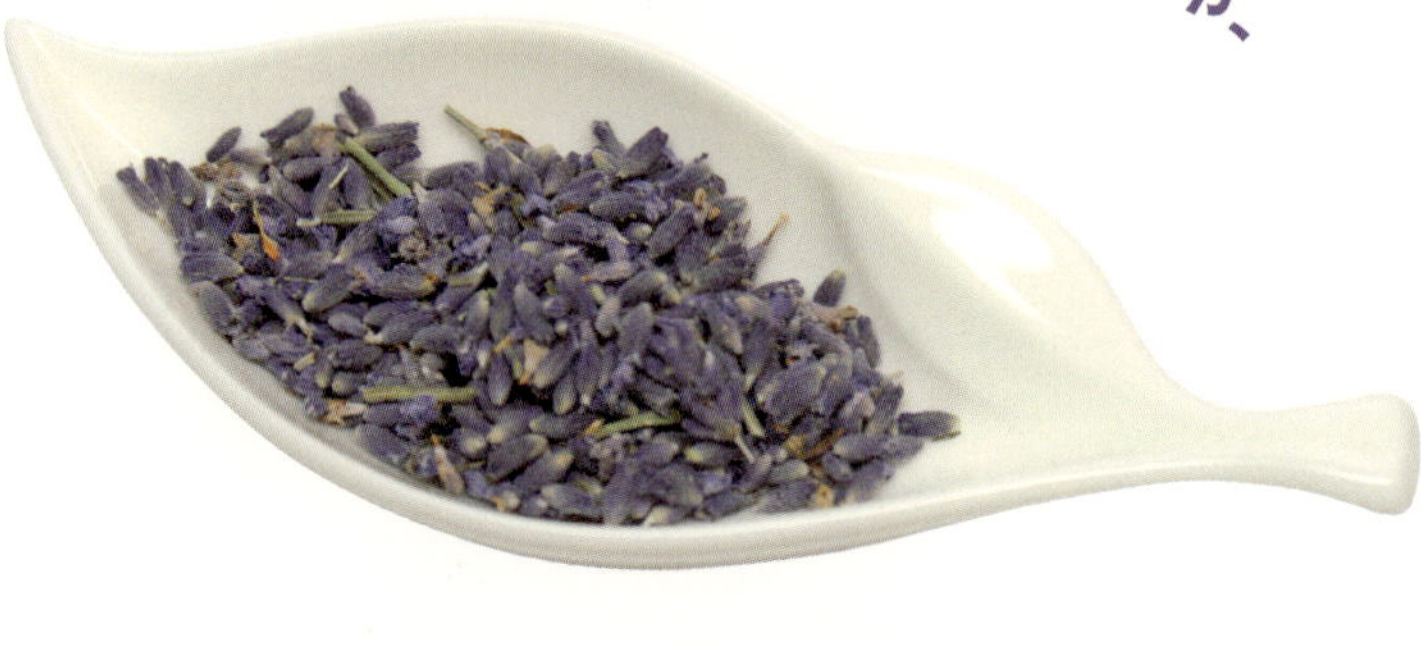

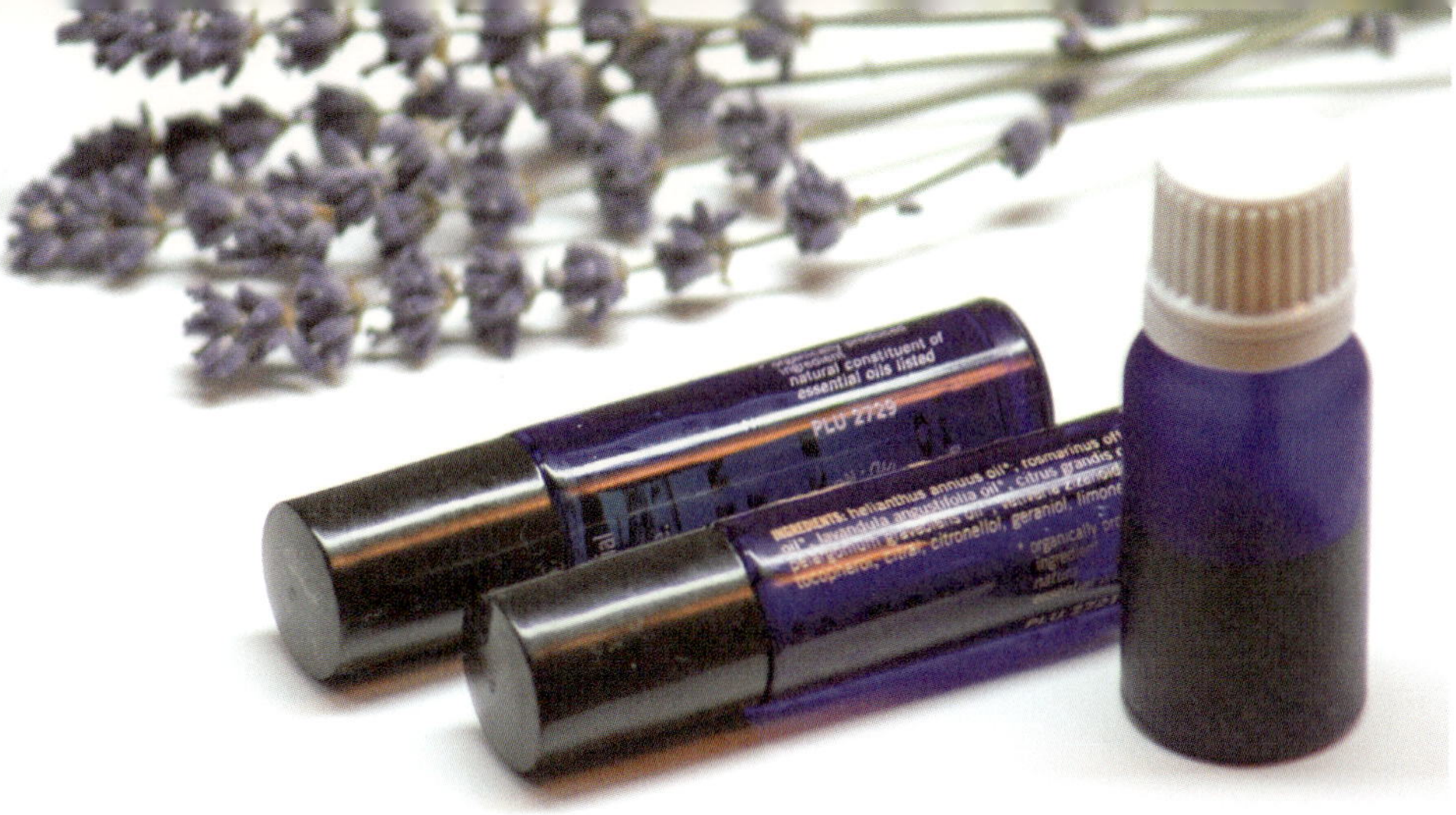

Q アロマ精油の体内での薬理作用はどのようにして働くのでしょうか?

A 皮膚や口から吸収され、脳や全身の臓器・組織に作用します

アロマ精油の成分は、呼吸によって肺から吸入、香りを嗅《か》ぐことで鼻から吸入、マッサージや入浴などによる皮膚の表面からの吸収（経皮《けいひ》吸収）、経《けい》口《こう》（口から摂《と》る＝内服）による消化器からの吸収によって体内に取り込まれます。体内では、

（1）鼻から吸入した芳香成分の刺激が電気化学信号に変換されて嗅《きゅう》神経を通って脳に伝わり作用する、

（2）肺や皮膚、消化器・肝臓などから血液に入り、全身の臓器・組織に直接に働きかけて作用するルートがあります。

鼻腔《びくう》に入った芳香成分は、嗅神経を通り、脳の中で情動（喜怒哀楽《きどあいらく》などの感情表現）に深くかかわっている大脳辺縁系《へんえんけい》に伝わり、そこから感情や記憶、行動を司《つかさど》る大脳および自律神経系、内分泌《ないぶんぴつ》系、免疫系などの恒常性《こうじょうせい》維持機能を司《つかさど》る視床下部《ししょうかぶ》へと伝達されます。視床下部に信号が送られると、それぞれの香りに対応して神経伝達物質やホルモンの放出が起きます。

たとえば、カモミール油、ネロリ油などの精油の香りは、脳幹《のうかん》部にある、縫線核《ほうせんかく》という神経の集まった領域を刺激して、神経伝達物質のセロトニンを分泌させて神経を鎮静《ちんせい》させ、心身をリラックスさせます。

また、ローズマリー油、ペパーミント油などの精油は、脳幹部にある、青斑核《せいはんかく》という神経の集まった領域を刺激して、ノルアドレナリンの分泌を促進して神経を興奮させ、心身を活性化、リフレッシュさせます。

精油を植物オイルで薄めて行うアロママッサージ、お風呂のお湯にたらして入浴するアロマバスは、香りも楽しめる手軽で効果的な方法です。

病院で専門の医師がカプセルにして患者さんに飲ませたり、肛門《こうもん》座薬《ざやく》、膣《ちつ》座薬などで用いたりしていることもありますが、精油は濃度が濃くて作用が強いのでセルフケアには内服《ないふく》などの方法はおすすめできません。

取材／高橋利直　文／矢崎栄司

Q アロマ精油を使用する際の注意点について教えてください

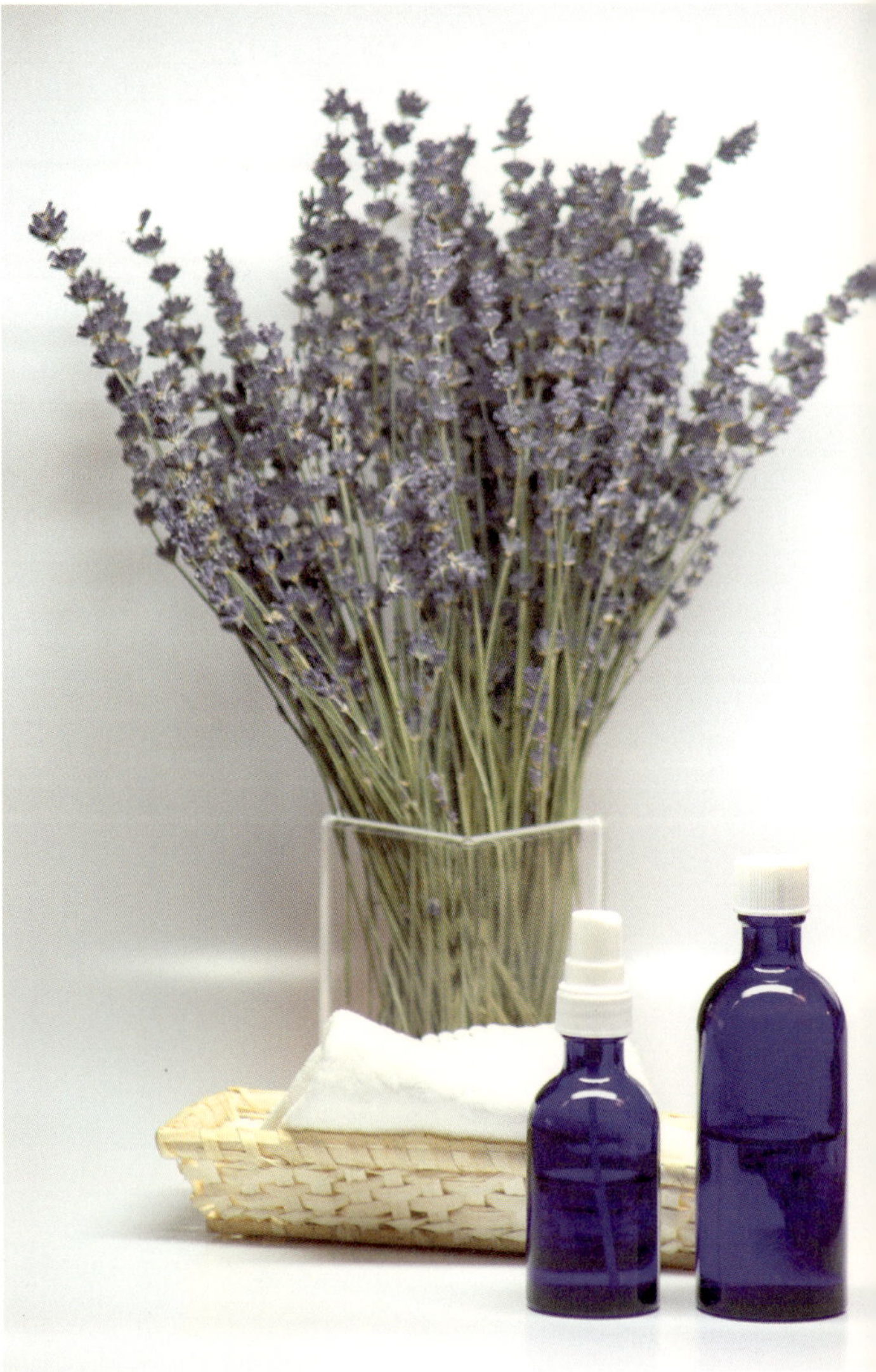

A 心身の症状に合わせて、マイナス作用などもよく理解する

精油の薬理作用を知るためには、47頁で述べたように、その精油に含まれる成分データを見ることでほぼわかりますが、精油成分の中には症状によってマイナスの作用もあります。また、一つの精油が複数の薬理作用を持っていますので、その作用をよく知って、そのときの心身の状態に合わせて選ぶと、より効果的な使い方ができます。

たとえば、イランイラン油には血圧を低くする（血圧降下）作用、ガーリック油には血管を拡張させる（血管拡張）作用があります。

一方、ローズマリー油には血圧を高める（血圧上昇）作用、ペパーミント油には血管を収縮させる作用がありますので血圧の高い人、動脈硬化などがある人は注意が必要です。

日頃から血糖値やコレステロール値などが高いと気になる人は、適度な運動をする、偏《かたよ》った食生活を改めるとともに、血液を浄化する（浄血）作用のあるローズ油、ユーカリ油、血糖値を下げる（血糖低下）作用のあるガーリック油、ゼラニウム油などを上手に取り入れるとよいでしょう。

ストレスがたまってイライラしがちなときには、鎮静《ちんせい》（興奮をしずめる）作用のあるオレンジ油やカモミール油、なんとなく気が重いなどのうつな気分のときは（抗うつ）作用のあるグレープフルーツ油、ローズマリー油などがおすすめです。

また、元気が出ないときなどに、気持ちを前向きにさせるには、アドレナリンの分泌量を増加させてエネルギーを増進させる（刺激）作用のあるジンジャー油、タイム油などが効果的です。

Q ちょっと具合が悪いときに家庭でできる安全で有効なアロマセラピーは？

A いざと言うときに役立つ精油と常備しておくと便利な精油

●かぜの予防に…抗菌作用があるユーカリ・グロブルス油、ティートリー油、爽快《そうかい》感が強いグレープフルーツ油などの柑橘《かんきつ》系の精油を加えたルームフレッシュナーを使用するとよいでしょう。

●鼻づまり解消に…抗カタル（かぜを防ぐ）作用があるペパーミント油をハンカチやティッシュに1～2滴たらして、ゆっくりと香りを吸入。お風呂のお湯にたらすアロマバスも効果的です。

●胃もたれ、消化不良に…消化吸収を促すグレープフルーツ油などの柑橘系、血行を促進し消化を助けるペパーミント油、殺菌作用が強いバジル油、クローブ油などの精油を加えたオイルで胸や腹部をやさしくマッサージするとすっきりします。

●便秘に…マンダリンなどの柑橘系やマージョラム油、ローズ油などの精油を使って下腹部に塗布《とふ》して時計回りにゆっくりとマッサージ。胃や腸の消化活動を活発にするバジルも適しています。

●筋肉痛に…抗けいれん作用のあるローマンカモミール油、消炎鎮静作用があるペパーミント油などの精油でマッサージ。ユーカリ・ラジアタ油を1～2滴ずつ落としたお湯で足浴もおすすめ。

●肩こりに…消炎鎮静作用のあるサンダルウッド油、ペパーミント油、末梢《まっしょう》循環の促進作用があるジュニパー油、レモングラス油などを加えたマッサージオイルで肩や首筋をマッサージ。アロマバスで全身をほぐすのもよいでしょう。

●目が疲れたときに…真正《しんせい》ラベンダー油などの肌にやさしい精油を薄めて湿布。充血などの場合はペパーミント油での湿布が有効です。

●なかなか寝付けないとき…鎮静効果があり、精神を落ち着かせるイランイラン油、ローマンカモミール油をブレンドして洗面器のお湯に1～2滴落として両手を入れてゆっくりと動かしたり、もみながら手浴で温めます。

●虫刺されに…ペパーミント油、ユーカリ・グロブルス油、レモンユーカリ油を加えたアルコールをスプレー容器に入れて携帯し刺《さ》されたとき使用。

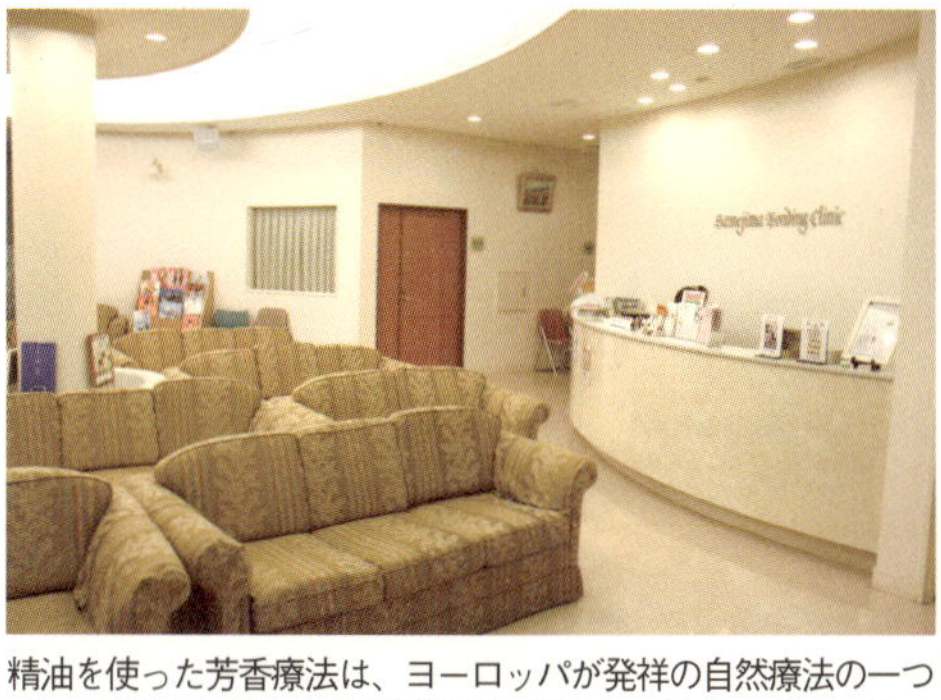

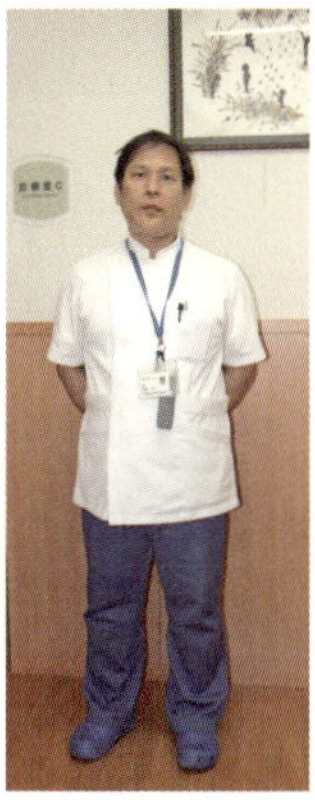

精油を使った芳香療法は、ヨーロッパが発祥の自然療法の一つです。植物から抽出した芳香物質を精油という形で、体内に取り入れることによって心身の調和を図ることを目的としています。

家庭でできるアロマ療法

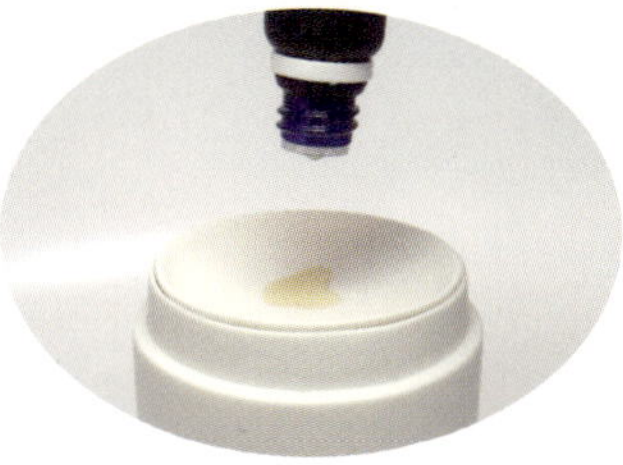

精油の芳香物質を拡散させる器具をディフューザー（芳香拡散器）といいます。電球の熱やファンの風を利用したものなどがあり、いずれも安全に効率よく芳香物質を拡散させます。部屋の空気の清浄やかぜなどの感染症予防に適してします。

草花の癒し力を、毎日の生活に

初心者でも安心して扱える バッチ博士のフラワー療法

花には癒しの力があります。古来から、オーストラリアのアボリジニやネイティブアメリカンは、強い恐怖や不安を感じたときには、野生の花に溜まった朝露を口に含み、その癒しの力を取り入れていたといいます。

イギリスの医師バッチ博士は、そんな花の持つ力を療法として確立させました。今ではこの療法は応用され、アメリカ、カナダ、ドイツ、オーストラリアなどにも広まっています。

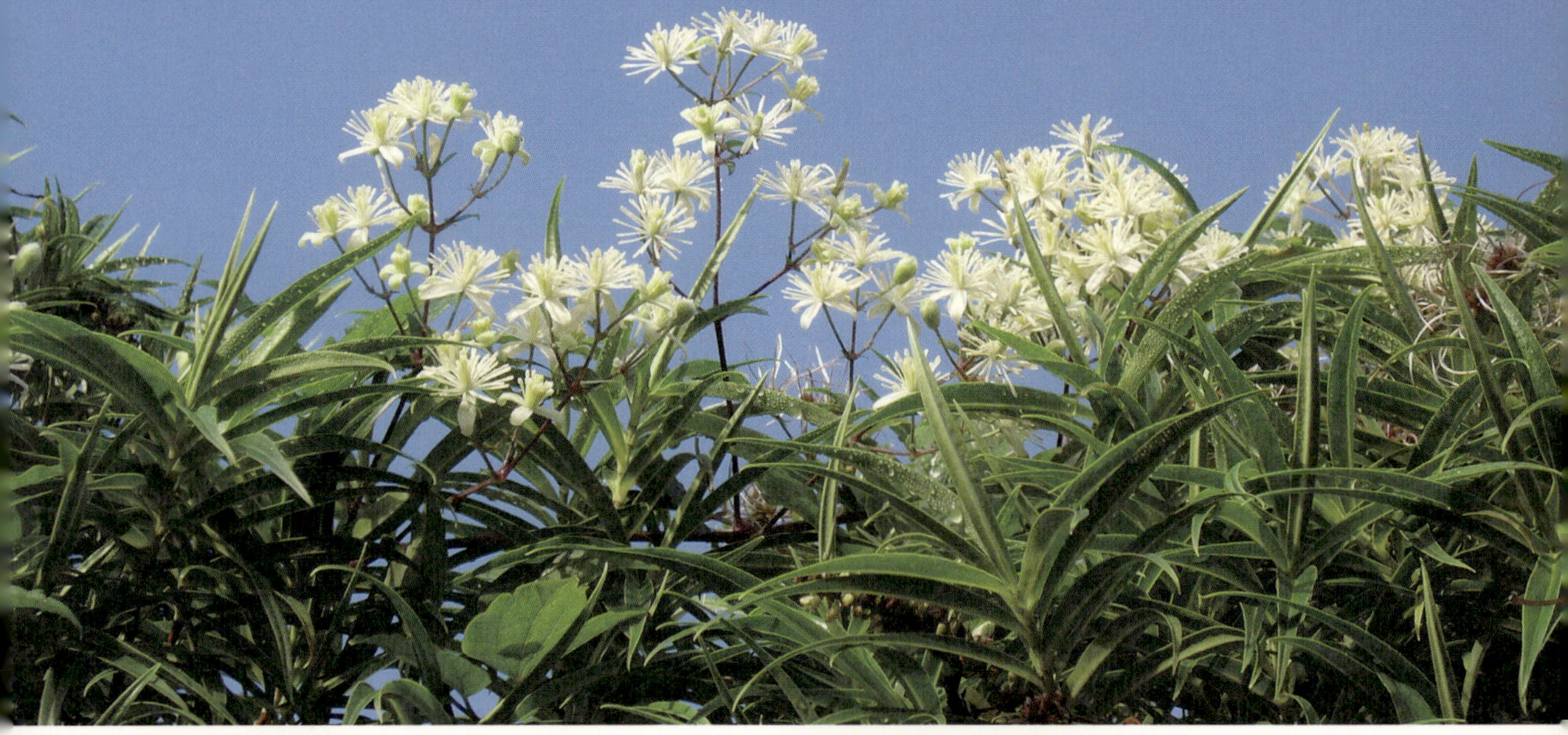

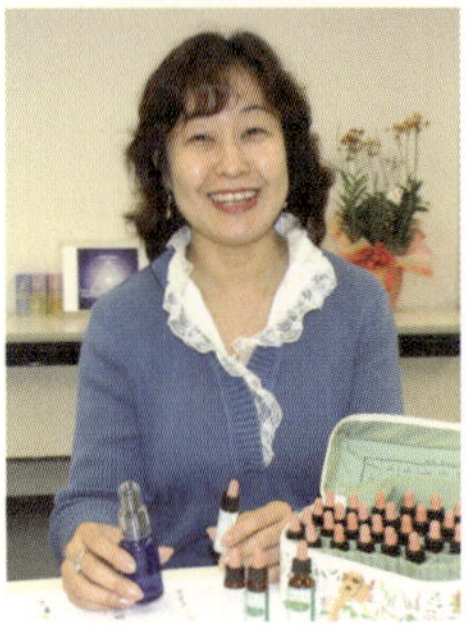

白石由利奈

日本フラワーレメディセンター代表

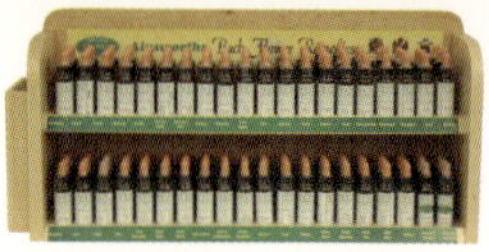

しらいし　ゆりな
日本女子大学文学部臨床心理学専攻、卒業。在学中より、青少年や障害児のカウンセリングや心理療法に携わる。
渡英後、1990年代より、日本国内でのバッチフラワーの日本国内での普及と教育、
セラピストや講師の養成、翻訳等に従事した後、2002年バッチフラワーレメディ協会
（現日本フラワーレメディセンター）を設立。
バッチフラワー、ＮＬＰ（神経言語プログラミング）などを用いたセミナーや、カウンセリングを行っている。
著書「バッチフラワーＢＯＯＫ」（小学館）、監訳「世界を救う13人のおばあちゃんの言葉」（ゴマブックス）ほか。
日本フラワーレメディセンター代表。米国ＮＬＰ協会認定トレーナー。
（株）SEEDS OF LIGHT 代表取締役。

バッチ博士が見つけた野生の植物が持っている癒しのエネルギー

「汝《なんじ》自身を癒《いや》せ」というバッチ博士が残した言葉があります。誰でも、不安や落ち込み、イライラなどを感じることがありますが、こうした感情や心の状態に働きかけるのが※バッチ博士が完成させたフラワーレメディ（以下、バッチフラワーと呼びます）です。野生の草花と岩清水から取り出した癒しの力を、誰もが実用できるように、液体のエッセンスにしたものです。

西洋医学の医師をしていたバッチ博士は、その人の心の状態や感じ方によって、かかりやすい病気の傾向があると気づいていました。そして、人が病気になるとき、その人の心の状態が関係しているなら、その人自身が、自分の力で心の状態を癒《いや》すことができれば、病気の治療にも役立つ、と考えるようになったのです。

やがて、バッチ博士は人の心を癒すことのできる、より自然な方法を求めて、一念発起して医師をやめ、そのやり方を模索し始めました。そんなとき、ある朝の散歩中に、花びらの上に溜《た》まっている朝露《あさつゆ》を見つけたのです。その朝露を口に含んでみたところ、そのわずかな水に癒しの力があることに気がついたのです。

以来、バッチ博士は野山を何年も歩き回り、38種類のバッチフラワーを完成させました。

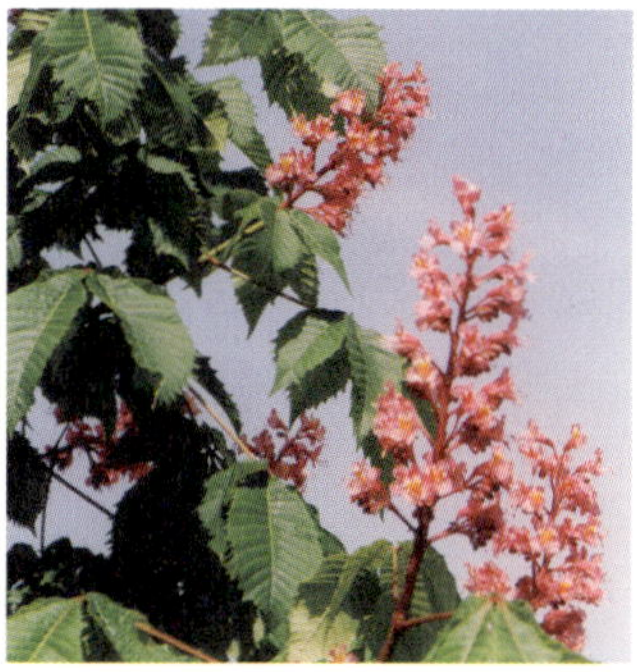

直感力や洞察力に優れていたバッチ博士は花々を丹念に調べたといいます。

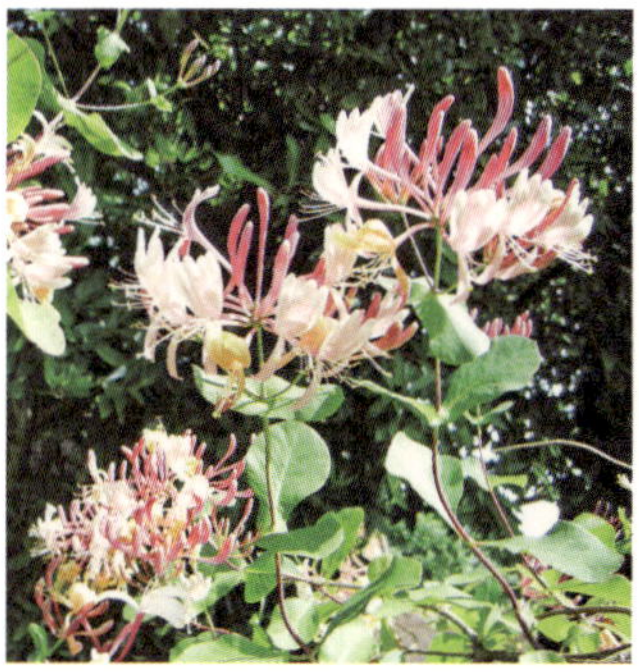

バッチフラワーは植物を使った、手軽に使用できるセルフケアの手段です。

心が元気になれば自然に体も元気になると考えたバッチ博士

バッチフラワーは、薬品ではなく、病気自体を治すものではありません。身体症状ではなく、感情や心の状態に作用します。使う人の心が癒されて、その人らしい生き方ができるよう手助けするためのものです。

人は、その人が本来求めている生き方をうまく実現できていないときに心の状態が乱れ、結果的に病気になる、というのがバッチ博士の考えなのです。

バッチフラワーを使うと、落ち込みや悲しみなど、特定の感情から解放されたり、心に平安を感じられるようになります。また、疲れているときや病気のときは、よりストレスを感じやすいので、その際の心の状態にも役に立ちます。たとえば、大きな病気と診断され、あきらめや恐怖を感じていたり、ショック状態にあるときにその感情を癒すためにも使えます。

バッチフラワーを使っていくうちに「落ち込みから希望を持てるようになった」「自分で治ろうという意欲が湧《わ》いてきた」などの例は数多く報告されています。「病は気から」といわれますが、心の状態が変化すると、おのずと体にも影響が出てきます。

※バッチ博士とは…
エドワード・バッチ（1886〜1936年）。英国の医師、ホメオパシーの専門医、細菌学者、病理学者。ホメオパシーの創始者ハーネマンの著に感銘を受けて研究を重ね、1930〜1936年にかけてバッチフラワーを完成させました。

取材／高橋利直　文／上原礼子　写真協力／白石由利奈

草花のエネルギーを写した水が、身体ではなく感情に働きかけます

バッチフラワーは、アロマオイルのように香りをかいだり、ハーブティーのように乾燥させた葉をお湯に浸《ひた》して飲むものではありません。

バッチフラワーでは、花の朝露《あさつゆ》と同じように、野生の花が持つエネルギーを水に転写します。花の朝露をもっと簡便に集めるためにバッチ博士が考えついたのは、次の太陽法と煮沸《しゃふつ》法と呼ばれる方法です。

太陽法は、花の朝露が太陽の光を十分に浴びると歴然と作用が違うことに気づき、生み出されました。その花がもっとも咲き誇る時期の晴れた日に、ガラスのボールに湧き水を入れて摘《つ》んだ花を浮かばせます。

煮沸法は、日照時間が少ない時期に咲く花のエネルギーを、太陽の代わりに火を使って取り出す方法です。満開の花だけでなく小枝、葉、新芽なども摘みとり、湧き水で30分煮沸します。

こうして取り出した水に同量のブランデーを加えて母液とし、この母液を天然水と、保存のためのブランデーや植物性グリセリンで薄めたものが、市販されているバッチフラワーのストックボトルになります。

バッチ博士が見つけた朝露のような感覚でストックボトルの液体を口に含んだり、飲み物に垂《た》らすことで、花のエネルギーを取り入れることができます。

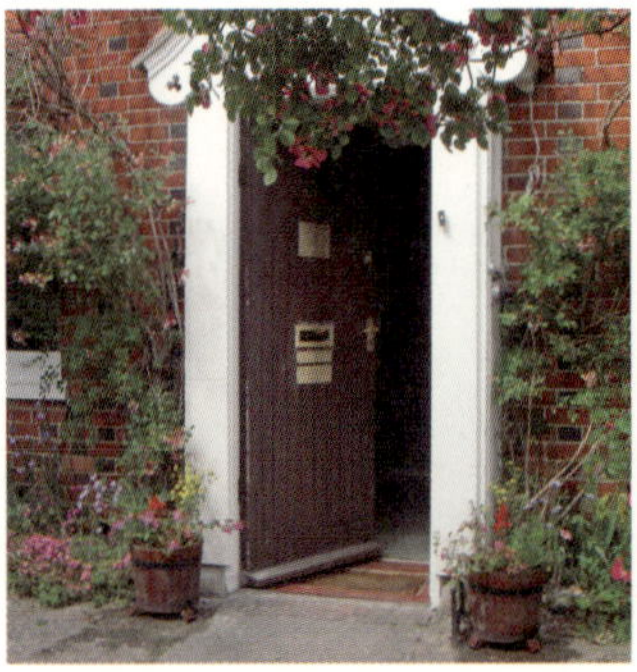

今でもイギリスではバッチ博士と同じ製法が守られ、継承されています。

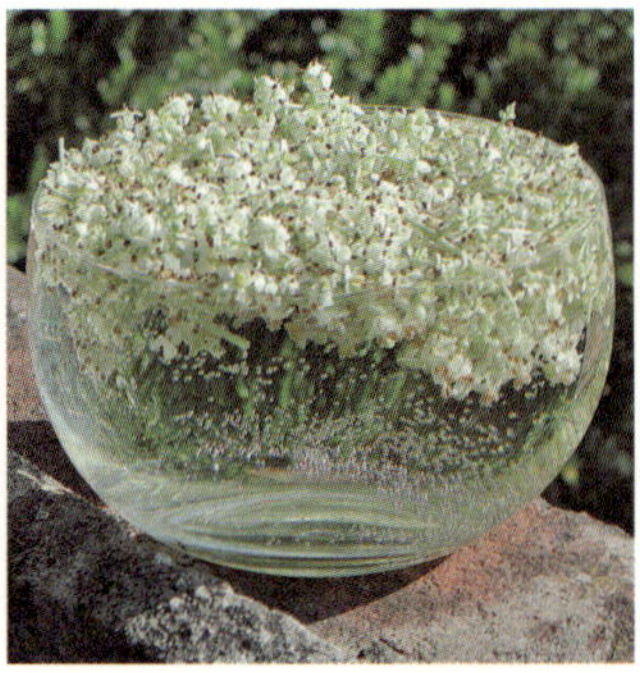

晴れた日の午前9時～12時に日なたに置き、花のエネルギーを水に写します。

科学的な実証はなくても70年以上にわたる実績と信頼で評価されています

バッチ博士は、すべての人が、不安や恐れなどの感情に惑《まど》わされることなく、自分自身の意思や直感を信じて、自分らしく生きていくことを願っていました。

最近「未病」という言葉がよく使われていますが、病気をすることなく生活していても、なんとなく気分がすぐれなかったり、「自分は幸せではない」と感じていたり、毎日を仕方なくすごしているという方は多いと思います。そんなとき、バッチフラワーは、とても気軽に取り入れることができるでしょう。

バッチフラワーは、さまざまな感情や心の状態に対応して作られています。人に対してイライラしてしまう、仕事で失敗して落ち込んでいるなどの日常的なストレス解消や、つい人に厳しく言ってしまう、引っ込み思案で困っているなどの性格や習慣の改善などに役立つものです。ストックボトルに保存料として使われているアルコール分をしっかり飛ばせば、子どもや赤ちゃん、ペットにも使うことができます。

心や感情という目に見えないものに作用するため、科学的な実証は難しいのですが、70年以上にわたり、イギリスはもとより世界各国で、一般の方から医師、ホメオパシーの専門医、歯科医、獣医師などに広く支持されています。

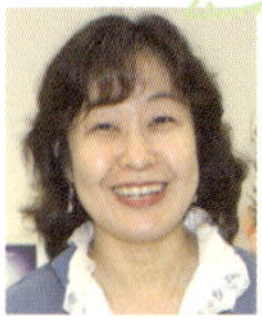

日常的にストレスや悩みを抱えていた人も、バッチフラワーを使っていると、自分自身で自分の感情や心の持ち方の変化に気づくようになります。

— バッチフラワーの実践例 —

こんなとき、こんなふうに使います

40代　女性　主婦

子どもや夫にイライラしたり、つい口うるさくしてしまいます

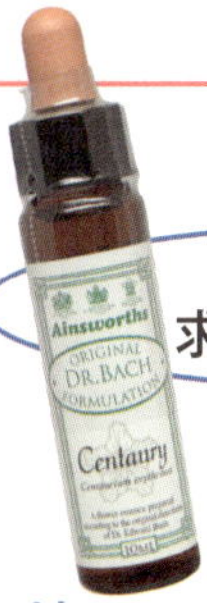

相手に見返りを求めてしまうときに

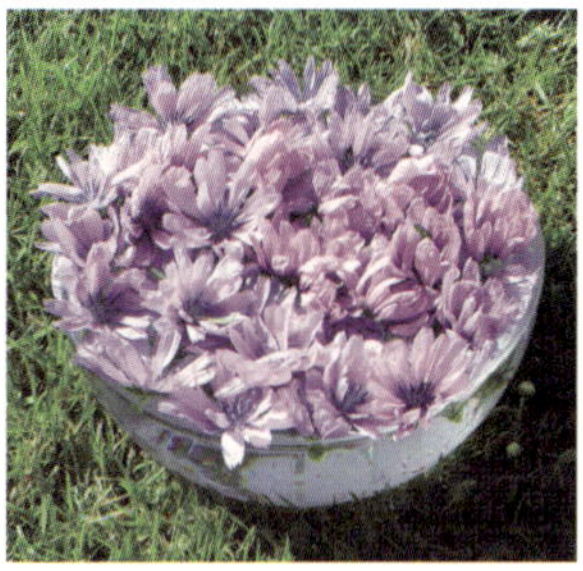

チコリー

相手に愛情の見返りを求めてしまい、期待や執着が大きくなりすぎるときに使います。飲んでいるうちに、大らかな気持ちでいられるようになります。

幼稚園から高校生までの3人の子どもを前にすると、ついイライラして口うるさく怒ってしまいます。せっかく家中をきれいにしても、子どもや夫が帰ると汚れものが増えることもすごく気になっていました。そんなときに、イライラした気持ちに作用するバッチフラワーを飲んでみました。また、人の欠点ばかり見ることに対するバッチフラワーも選びました。

そのうちに「子どもは成長すれば自分の元を旅立ってしまう。今は貴重な時期だ」と思えるようになり、気楽に子育てできるようになりました。

50代　男性　管理職

妻をがんで亡くし、自分もまたがんとわかってから落ち着きません

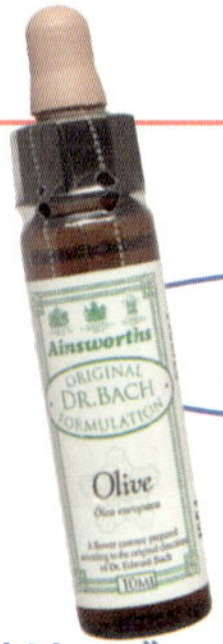

心身ともに疲労困ぱいなときに

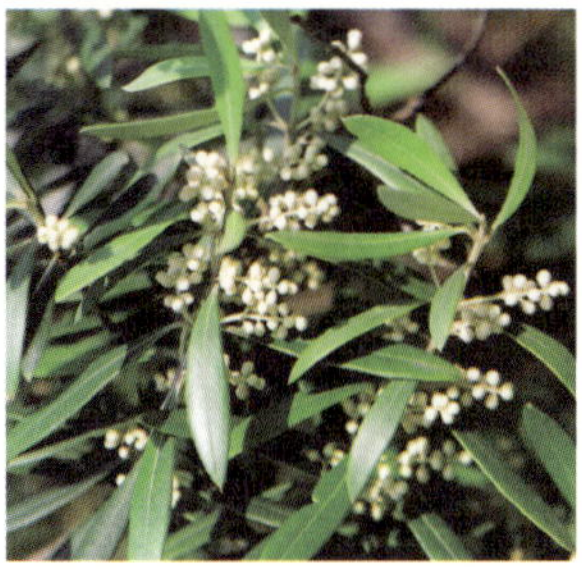

オリーブ

手術や治療による疲労感が残り、活力が湧かないときに使いました。飲んでいると、疲れた心が元気になり、前向きな心を取り戻せました。

放射線治療と手術を受け、手術は成功したのですが、会社に復職してから、潔癖《けっぺき》性になりました。いったん出かけても、ガスは閉めたか、鍵はかけたかなどがどうしても気になり、確認しに家に戻って、出社できないことが何度もありました。

そこで、些細《ささい》なことが気になる状態や、理性がきかない状態に対してバッチフラワーを飲んでみました。3週間ほどすると、確認の癖《くせ》がなくなってきました。毎日の出来事や自分の感情を、あるがままにとらえ、前向きに生きられるようになりました。

70代と60代の夫婦

心配性で夜も眠れない。定年退職した夫がうっとうしく感じる

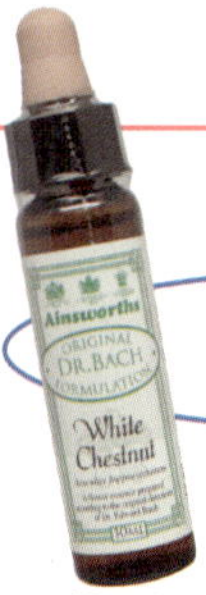

心配事ばかり考えすぎるときに

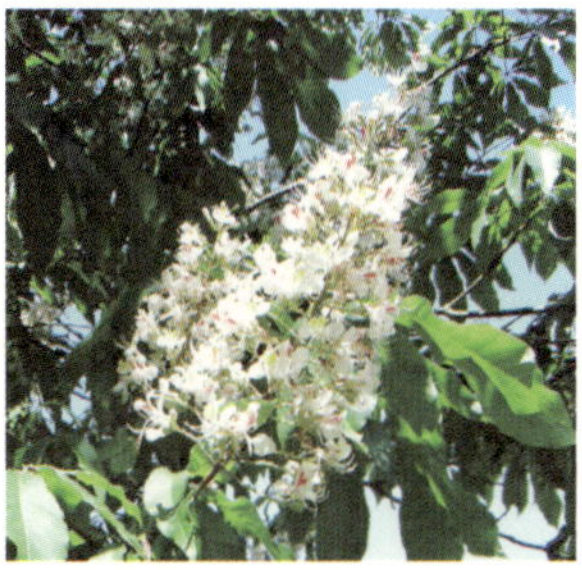

ホワイトチェストナット

「こうなったらどうしよう」という心配事が次から次へと浮かび、眠れなくなるほどのときに。考えすぎなくてもよいのだと平静さを取り戻せます。

2人とも、もともと几帳面でまじめ。いつも先を見越して行動を起こす心配性でもありました。とくに私は、子どもや孫のことを思いすぎて、眠れないほどでした。また、夫が定年退職をしてからは、1日中そばにいて口うるさく、うっとうしく感じることが増えました。

人間の性格は一生変わらないと信じていましたが、バッチフラワーを飲み始めて、心配性から解放されました。よく眠れるようになり、生活の変化を受け入れて、自分のペースを保てるようになりました。夫も寛容になり、夫婦の会話も増えてきました。

バッチフラワーの使いかた

○ストックボトルから飲む

ストックボトルからスポイトで1回2滴以上、口の中に直接、垂らして飲みます。朝と夜、日中2回など1日4回飲むのが目安ですが、選んだバッチフラワーが特に必要な状態のときや、飲みたいときは1日に飲む回数を増やします。

○飲み物に入れて飲む

ストックボトルからスポイトで2滴以上、飲み物に入れて飲みます。熱いもの冷たいものは問いません。食事に垂らしてもいいのです。外出先や、数種類を飲むときにおすすめです。アルコールが苦手な方や子どもには、熱湯でアルコールを十分に飛ばします。

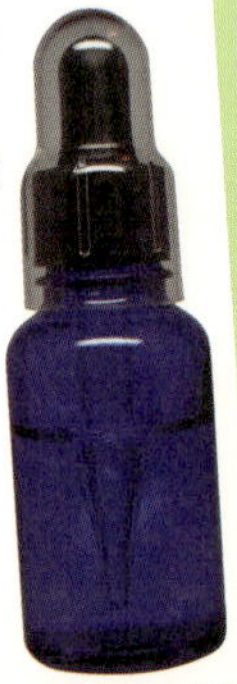

○トリートメントボトルを作って飲む

トリートメントボトルはブレンド用ボトルです。ミネラルウォーターに、選んだストックボトルから2～4滴ずつ入れ、これを4滴ずつ、1日4回を目安に飲みます。同じ組合せをしばらく飲みたいとき、外出用などにおすすめします。

バッチフラワーの選びかた

○まずは自分の感情を知ることから

38種類の中から自分に適したバッチフラワーを選ぶには、まず自分の感情・気持ちのあり方を考えてみます。その感情はいつからあるか、何か原因となりそうな出来事があったか、何に対して特にそう感じるかなどを自問自答していき、当てはまるバッチフラワーを選びます。とても強い感情があれば、それに適した1種類を飲んだほうがよいでしょう。また、種類が少ないほどその作用を感じやすいといわれます。

しかし、自分に必要と感じるなら、バッチ博士は最大7種類までブレンドできるとしています。なお、自分の感情を認めたり、感情の変化を知ろうとするときは、日記をつけることも役に立ちます。

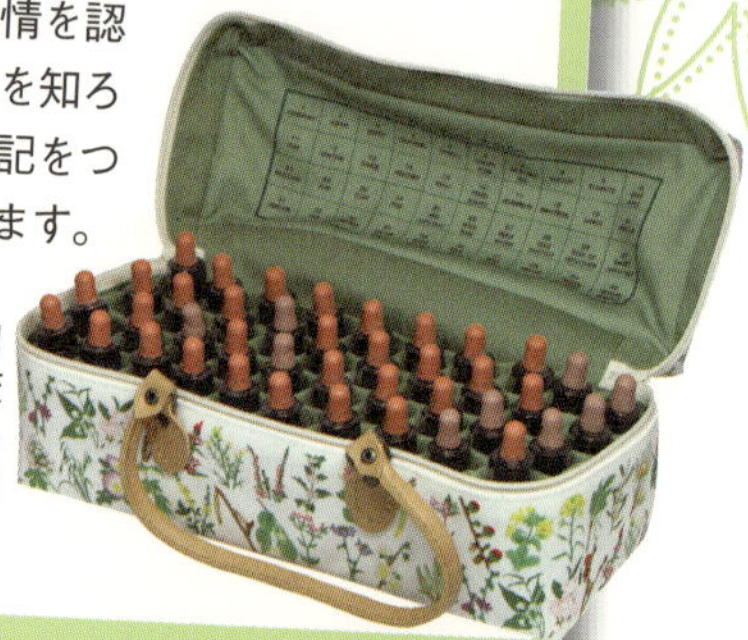

選んだバッチフラワーが自分に合っていなくても、変化が表れないだけで害はありません。使いながら調整することができます。

こんな使い方もできます

○入浴に

必要なバッチフラワーを湯船に入れて使うこともできます。ストックボトルから8～12滴を入れ、よくかき混ぜます。数種類のバッチフラワーを入れる場合も同じようにします。

○肌につける

乳幼児やペットなど直接飲ませにくい場合に、ストックボトルまたはトリートメントボトルから、耳の後ろ、こめかみ、唇、手首などに垂らし、ローションのように伸ばします。肌あれ、やけど、痛み、こりのある所などにも使われています。バッチフラワーを入れた水に布を浸し、湿布することもできます。

○スプレーで気軽に

スポイトから飲みにくい場合に、スプレー付きの容器にトリートメントボトルの中身と同じものを入れて使うこともできます。口の中に直接スプレーしたり、耳の後ろや手首など体にスプレーしたり、霧吹きのように部屋にスプレーして使います。

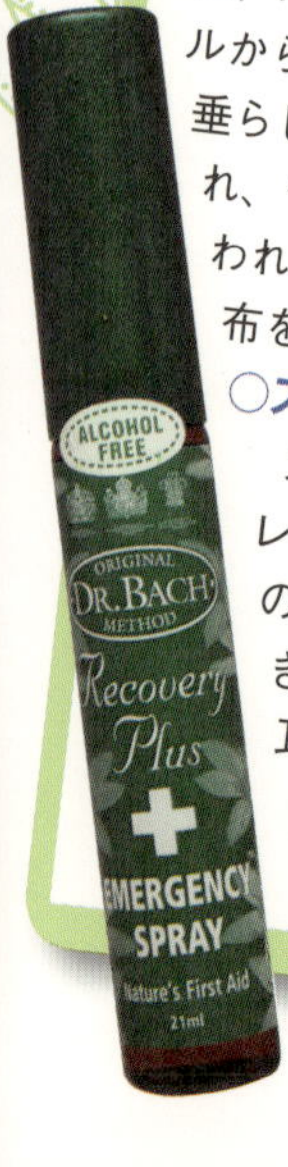

いざというときのレスキューレメディ（リカバリーレメディ／ファイブフラワーエッセンス）

○世界中で使われる緊急用バッチフラワー

「レスキューレメディ」は、次のような緊急時の強いストレスや緊張のために5種類のバッチフラワーを混合したものです。世界でもっともよく使われているバッチフラワーです。

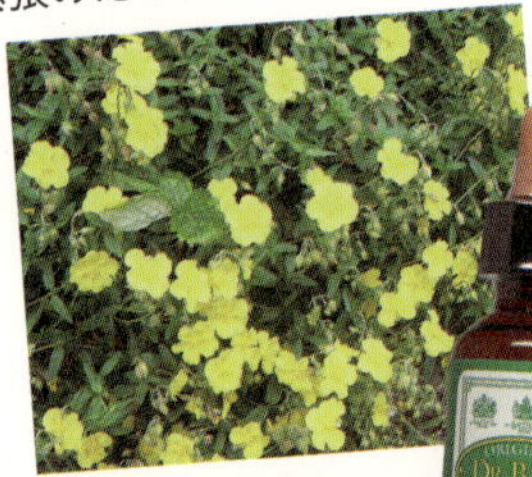

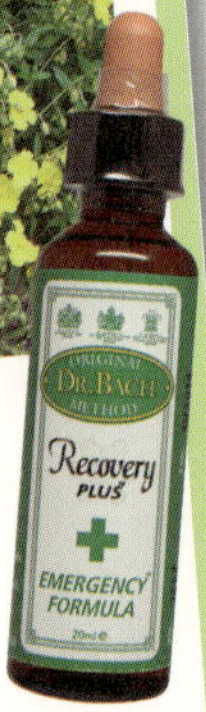

強いショック状態やパニック状態、動揺する気持ちなどの緩和、意識をハッキリ持ちたいときなどの緊急用バッチフラワーです。

会議や試験・面接の前、人前で話をするとき、仕事など時間に追われているとき、病院に行く前、飛行機に乗る前などの緊張感が高いとき、ケガや事故などショックなことがあったときなどに使います。直接飲む場合や、飲み物に入れる場合は1回4滴以上を垂らします。

なお、5種類のバッチフラワーに、さらに極度の不安や恐怖に対する3種類のバッチフラワーを加えたものもあります。

長寿食、全体食、自然食、おいしい
糖尿病予防にもつながる！

地中海型食に学ぶ 医食同源

イタリアの南部をはじめ、フランスの南部プロヴァンス、スペインの南部カタルーニャなど地中海沿岸の地域では、古代から、自生しているオリーブの実を神から授かったかのように大切に生活に生かしてきました。糖尿病や代謝性疾患の専門医である横山淳一先生は、このオリーブの実を搾ったオリーブオイルを生かした地中海型食の効用を医療の中でも実践されています。“自然の回復力を高める医療”がモットーの横山先生がすすめる地中海型食には、自然の恩恵を受けながら自らの治癒力・回復力を高めていくヒントがたくさん詰まっています。

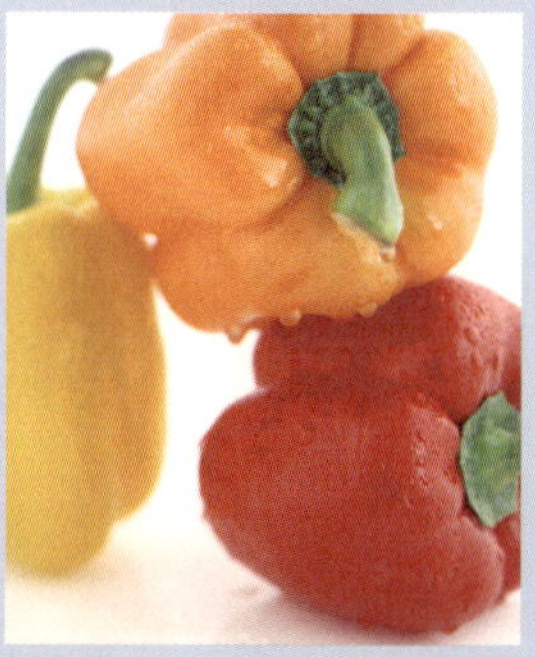

横山淳一
医学博士・東京慈恵会医科大学附属第三病院　糖尿病・代謝・内分泌内科教授

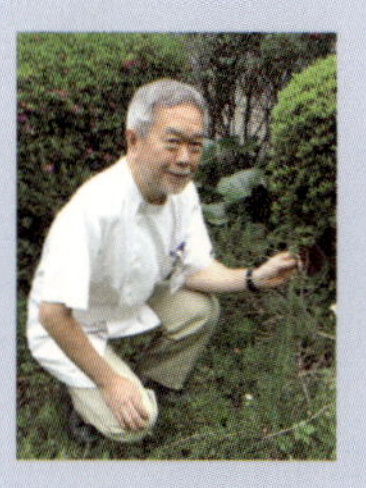

Profile　よこやま　じゅんいち
1947年、東京都生まれ。医学博士。現職と同病院附属看護専門学校校長を兼任。糖尿病をはじめとした生活習慣病予防に、自然食、全体食としての地中海型食を推奨する。著書『イタリアに学ぶ医食同源』、『南イタリアの家庭料理』『ラ・パスタ』（イタリア料理研究家ダニエラ・オージック共著）、解説『からだに美味しいごはん』（有元葉子著）など多数。

●地中海型の食は“病気を予防する”

生活習慣病や肥満の予防につながる地中海型の食

地中海沿岸の地域では動脈硬化の発症が少ない

糖尿病や高血圧、高脂血症などの代謝性の病気は、食事を中心にした毎日の生活習慣が大きな影響をもたらします。ただ、いくら数字的には栄養満点であっても、毎日、継続できる食事でなければ効果は期待できません。

地中海型の食は、食のおいしさ、楽しみなども感じながら実践・継続できる健康食です。

すでに1955年には、アメリカ・ミネソタ大学の生理学者アンセル・キーズ教授が地中海型食に着目していました。同教授は、地中海型食の、動脈硬化に基づく心臓病の予防効果を提言した人です。

20年間にわたりイタリアやアメリカ、北欧などの7カ国の食習慣を調査し、地中海沿岸の地域では心血管障害による心疾患の発症がアメリカや北欧の1/3以下であることを指摘したのです。

実際に、北欧の人々が地中海型食を6週間続けたところ、動脈硬化の引き金となる血中の総コレステロール値が明らかに下がったこともわかりました。

北欧では、肉やバターをよく食べますが、地中海型食では魚やオリーブオイルが中心です。脂肪そのものの摂取量はあまり変わらなくても、動物性と植物性、飽和《ほうわ》脂肪酸と不飽和脂肪酸という、脂肪の「質」が大きく違っていたことが要因でした。

臨床栄養学の第一人者、米国のアンドルー・ワイル博士も、著書の中で地中海型の食をすすめています。地中海型食は質の良い油脂を使い、穀類《こくるい》、豆類、野菜をおいしく摂《と》る満足感のある食事であり、食を楽しむ文化もあることを評価し、健康や長寿のための最良の食事に近いというのです。

人間が本来持っている自然治癒力を高める医療を提唱しているワイル氏は、自然治癒力を高める食事とは「栄養学的にも満足のいく、おいしく食べられる食事」と述べています。私も同感です。

今でこそ、病気を「食べて治そう。食べて予防しよう」といわれていますが、その食には地中海型が最適だと私は考えています。

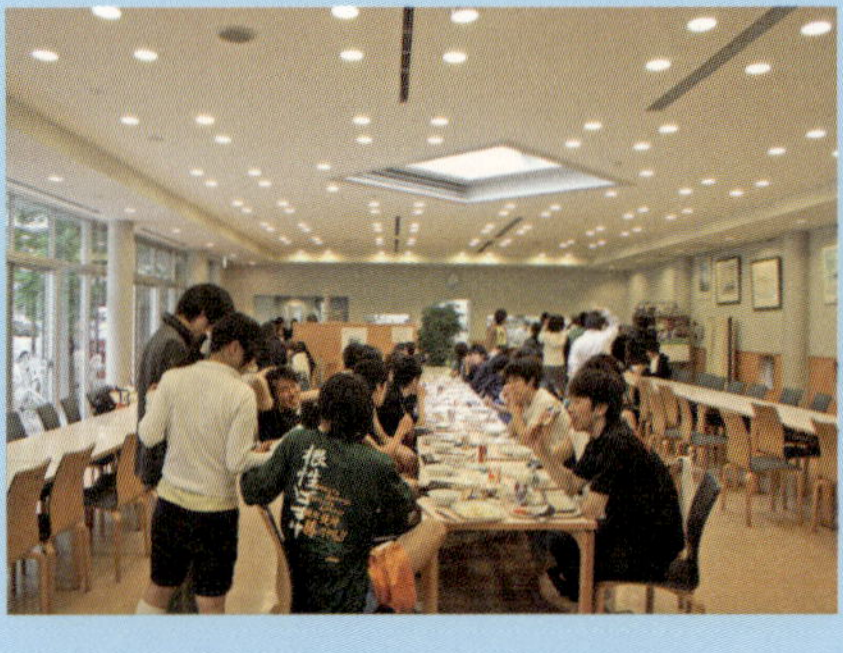

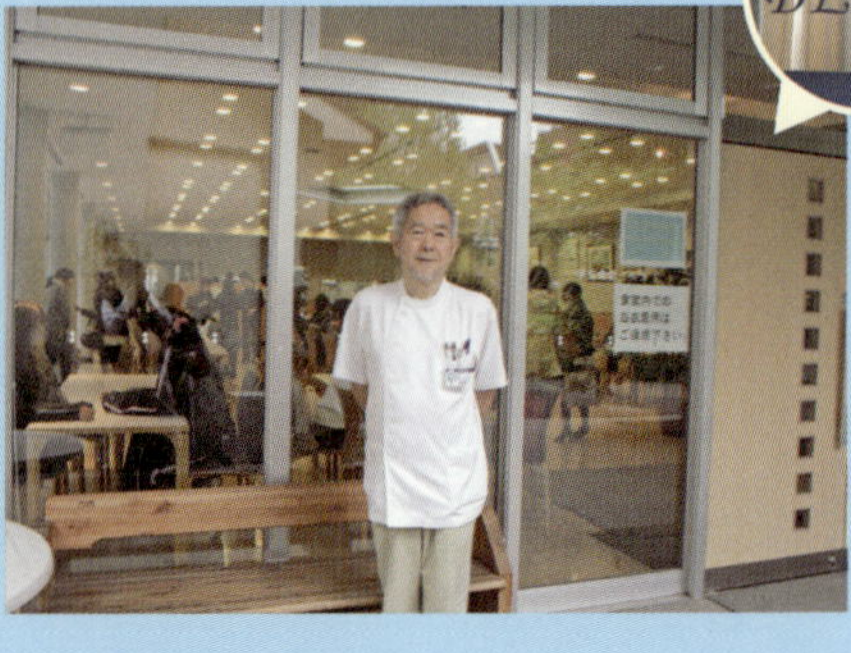

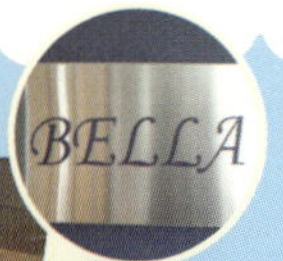

横山先生が大好きな東京慈恵会医科大学キャンパス内の学生食堂「BELLA」（イタリア語で「美しい」の意）。大きなガラス窓から明るい光が差し込み、とても開放的な空間です。学生たちも食事をとりながら自然と笑顔になります。

● 地中海型の食は "長寿食"

素材そのままのシンプルな食事は
インスリン分泌に負担が少ない

血糖値の急上昇を防ぐ
グリセミック指数が低い食材

 地中海型食では、硬質小麦粉で作ったパスタやパン、米を主食に、豆類、新鮮な野菜や果物、魚介類などをよく食べています。いずれの食材も、食後の血糖値の上昇度合いを数値にしたグリセミック指数（GI値）が低いものばかりなのです。

 GI値が低い食材は、パスタや玄米、全粒粉パン、豆類など、あまり精製されていない食べものす。GI値の低いものを食べると、血糖値はゆるやかに上昇し、すい臓のインスリン分泌の負担が軽減されます。

 GI値の高いものは、血糖値が急激に上昇し、インスリンの分泌に過剰な負担がかかります。

 インスリンは、血糖値が上昇するスピードが速いほどたくさん分泌され、分泌が過剰になると脂肪合成も活発になるので、肥満の原因にもなります。

 また、GI値が低い食べものにはコレステロールの排泄をうながす食物繊維も多く含まれています。毎日食べることで、血糖のコントロールだけでなく、コレステロールの上昇や動脈硬化の予防にも役立ちます。

 だからこそ、地中海型食は、糖尿病予防のための食事としておすすめできるのです。

 さらに、香り高いオリーブオイルを油として使う点も重要です。

 たとえば、野菜サラダを市販のサラダオイルを使ったドレッシングで食べると、ドレッシングの味が強く残りますが、オリーブオイルとワインビネガーで作ったドレッシングならば、自然そのままの野菜の味を味わうことができます。オリーブオイルは、オリーブの実を搾った天然のジュースだからです。

 そして、スパイスと同じように使われるハーブ。バジリコやイタリアンパセリ、オレガノ、ルーコラ、広い意味ではニンニクや赤唐辛子もハーブです。ハーブを使えば、素材の持ち味を生かしながら香りや風味が加わり、化学調味料を使用しなくてもおいしく、満足感が得られます。

主な穀類の
グリセミック指数（GI値）

糖質50グラムを含有する食品（主に糖質を供給する食品）を摂取したあと、一定の時間間隔（30分）をおいて血糖値を測定し、120分値までの血糖曲線下面積を50グラムのブドウ糖を摂取したあとの血糖曲線下面積で割った数値（％）。数値が低いほど糖質の消化・吸収に時間がかかり食後の血糖値が急速に上がりにくいことを表しています。

食品	GI値
グルコース	100
精白米（日本米）	88
玄米	55
白パン	70
全粒粉パン	69
ライ麦パン	65
マフィン	62
スパゲッティ	41

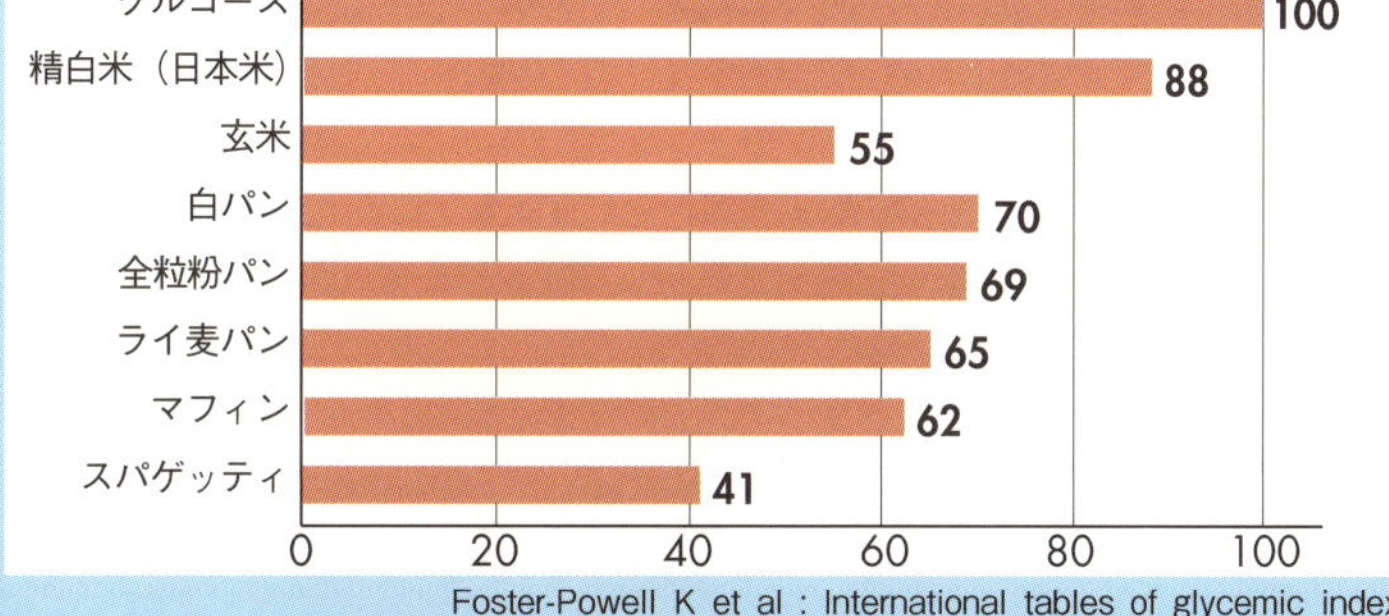

Foster-Powell K et al : International tables of glycemic index. Am J Clin Nutr 1995,62 : 8715-8905 より抜粋

食材をまるごと調理し、まるごと食べる

全体食品の代表は果実をまるごと搾ったオリーブオイル

地中海型食の一番の特徴は、オリーブオイルに集約されます。

オリーブオイルは、オリーブの果実を皮や種子まで、まるごと搾《しぼ》って取り出します。いわばオリーブ果実をまるごと搾ったジュースで、全体食品といえます。

全体食品とは、一つの食べものを、都合のよいところだけを取り出さずに、そのままをまるごと食べる食品です。オリーブオイルは全体食品の代表で果実の自然の風味が残り、そのまま生野菜にも、パンにもつけておいしく食べられます。

野菜や魚介類などをまるごと使う料理では、切り身魚だけでは「魚を食べている」とはいえません。

たとえば、イタリアでもおめでたい席にふるまわれる真鯛《まだい》のオーブン焼きは、赤タマネギを敷いた上に真鯛をのせ、オリーブオイル、黒こしょう、ニンニクやオレガノ、さらに白ワインをかけて焼きます。頭から尾、それに魚から出たエキスを吸ったタマネギまで、捨てるものがない食べ方です。全体を食べる料理は、よく噛《か》むことが必要になります。ゆっくりと時間をかけて食べるので、食べすぎの防止にもつながります。

ところでサラダオイルなどの植物油は多価不飽和脂肪酸のリノール酸を多く含みますが、オリーブオイルは一価不飽和脂肪酸のオレイン酸を70％以上含みます。

オリーブオイルに多く含まれているこの一価不飽和脂肪酸のオレイン酸には、動脈硬化を促進させる悪玉（LDL）コレステロールを低下させる、動脈硬化の抑制に働く善玉（HDL）コレステロールを低下させないという特徴があります。また、サラダオイルなどの多価不飽和脂肪酸に比べて酸化されにくいという特徴も持っています。さらに、ビタミンE、ポリフェノールをはじめとする、果実由来の多種多様な抗酸化成分が多く含まれています。

このようにオリーブオイルにはさまざまな特徴があるので、私は健康増進や老化予防におすすめしているのです。

オリーブオイル

- 誕生／数千年前、地中海沿岸地域生まれ
- 製法／自然食品。オリーブの果実をまるごと圧搾し、上澄みを採取
- 見た目・風味／ほのかな黄緑色、自然の香りと風味がある
- 使用法・特徴／高温、長時間加熱でも酸化されにくい。食用のほか薬品、化粧品としても使用。

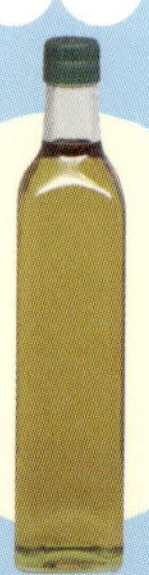

Olive Oil

VS

Salad Oil

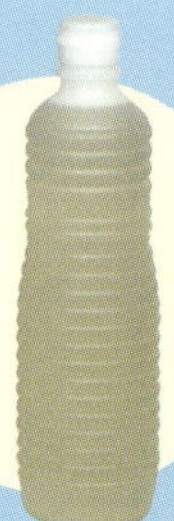

サラダオイル

- 誕生／1924年、日本生まれ
- 製法／加工食品。種子（菜種、大豆種）の油脂分を有効に取り出すため高温加熱し、化学溶剤（ヘキサンなど）を使って抽出、大量生産に向く。
- 見た目・風味／無色透明、無味、無臭
- 使用法・特徴／高温、長時間加熱に弱く酸化されやすい。風味や香りが少ない。

地中海型の食は“**自然食**”

旬の食材を大切にして色彩や香りを生かした食事

緑黄色野菜の多くは地中海が原産だった

地中海沿岸は、世界でも有数の野菜をよく食べる地域です。南イタリアの市場に行くと、いつでも色とりどりの野菜が並んでいます。

たとえば、かつてローマ皇帝が健康長寿を願って食べていたのはブロッコリーです。

このブロッコリーやキャベツ、ピーマンなど、緑黄色野菜の多くは、地中海沿岸が原産なのです。

さらに、トマトのような他の地域の原産のものも、よりおいしく、食べやすく独自に品種改良させてきた歴史があります。

また、季節の野菜はパスタによく合います。トマトは特にパスタとの相性がよく、そのままパスタに和《あ》えたり、ソースにしたり1年中使います。パスタは自然食品として評価が高く、硬質のデュラム小麦のセモリナ（粗挽き《あらびき》粉）を使い、塩や添加物を入れないよう法律で定められているほどです。

そのパスタに、ブロッコリーならシンプルにオリーブオイルとニンニク、さやいんげんにはトマトと、自然とぴったり合う食材を組み合わせていきます。

地中海では旬の食材をとても大事にするのです。長年イタリアで暮らした知人によれば、イタリアの家庭では、日本の家庭に比べると冷蔵庫にあまり食材が入っていないそうです。旬の新鮮な野菜や魚介を手に入れたら、すぐに調理して食べてしまうので、冷蔵庫に保存する必要がないんですね。

そのため、毎日の食卓はおのずとバラエティに富んだものになります。彩《いろど》り豊かな野菜が食欲をそそり、視覚的にも満足します。

また、魚の臭みを消したり、魚や肉の持ち味を際立たせるハーブの香りも嗅覚《きゅうかく》を刺激してくれます。毎日の食事には、こうした要素もとても重要なことなのです。

かといって、特別なことは何もしていません。その時期に地元で採れたものを、地元で食べているだけ。緑黄色野菜に含まれているβカロテンなどの抗酸化成分は油によく溶け込むからオリーブオイルとともに摂《と》るという、理にかなった食べ方をしているだけです。

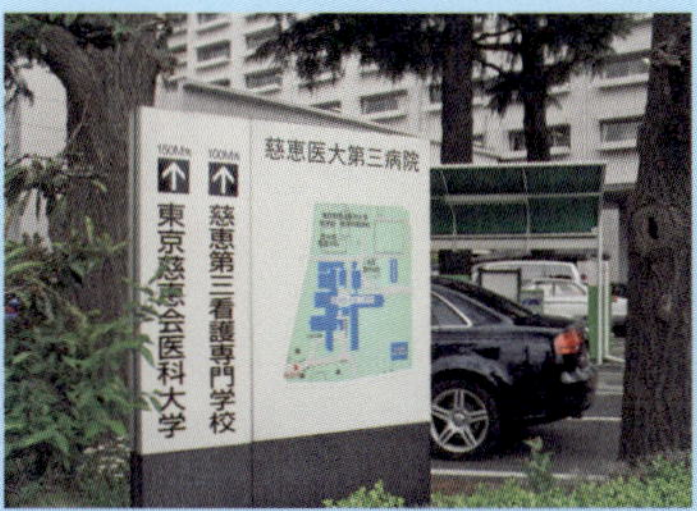

病院、大学、看護学校は同じ敷地にあり、広大な敷地の中に緑に囲まれた学生食堂があります。

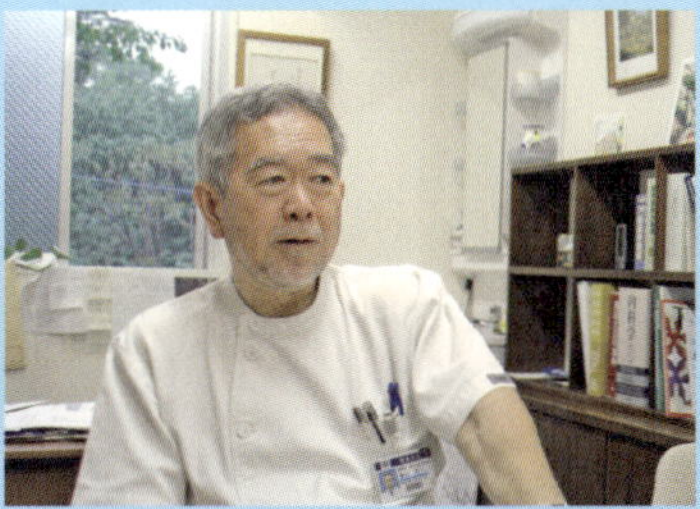
カロリー計算のみの食事指導ではなく、楽しみやおいしさの点からも指導をしている横山先生。

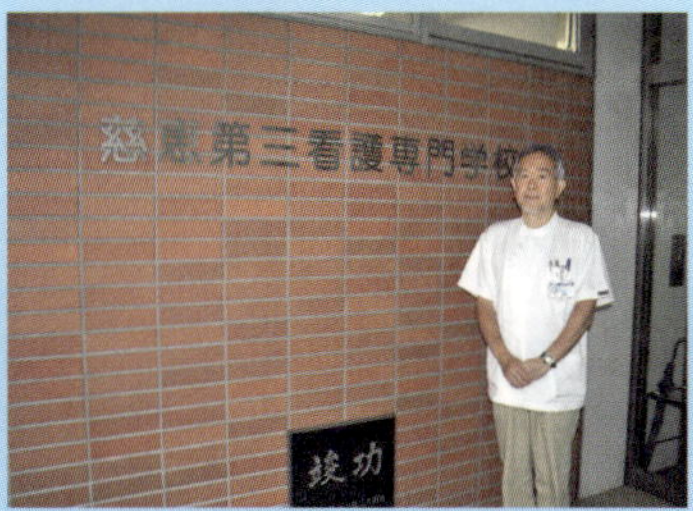
横山先生は病院での診療のほか、同大学附属の看護専門学校校長も兼任されています。

●地中海型の食は〝おいしい〟

健康増進と美食につながる油脂と糖質の摂り方を学ぶ

オリーブオイルを上手に使うことが第一歩

たとえば、日本人もよく食べるイワシ。オリーブオイルで漬《つ》けたアンチョビーは、パスタをはじめ料理には欠かせないものとなっています。

また、港ではとれたての小イワシを割き、レモンを搾《しぼ》って生食することもあるほどです。

イワシなどの青魚は、まるごと食べれば、頭や尾にも豊富に含まれるEPA（エイコサペンタエン酸）や、DHA（ドコサヘキサエン酸）といった脂肪酸を多く含む油脂を逃さずに食べることができます。EPAは、食べものからしかとれない不飽和脂肪酸で、動脈硬化の予防と抗血栓作用が知られています。

体に良いのはわかっていても、うまく食べられないというなら、まずはオリーブオイルをかけたオーブン焼きがおすすめです。ただし、オリーブオイルも1ccあたり9kcalのエネルギーがあるので、たくさん使えば良いというものでもありません。くれぐれも摂りすぎには注意しましょう。

さらに、パスタをどう食べるかもおいしい地中海型食の秘訣です。

地中海型食のパスタは、硬いデュラム小麦のセモリナに水を加えて練り、圧縮し、さらに乾燥させています。そのため、味も損なわれず、保存性にも優れています。この乾燥パスタは、でんぷんの粒子が密になっているので、消化に時間がかかり、血糖値はゆるやかに上昇することになります。

パスタのGI値は糖質（炭水化物）の食品のなかでもきわめて低く、白米の約半分であり、玄米よりも低い数値なのです。

一般に、血糖コントロール食や、高血圧予防の食事は、低脂肪・低カロリーであることが求められ、味気ないものになりがちですが、地中海型食を取り入れれば、おいしく満足できる食事になります。

そして、地中海型食では、アルコール飲料の中では全体食品といえる赤ワインがすすめられます。料理との相性を楽しみながら、ゆっくり飲めば、ワインは健康増進をもたらします。

パスタを地中海式においしく健康増進に活かすための**10か条**

1. 乾燥パスタを使う。手打ちやフレッシュ（生）パスタは使わない。
2. パスタ料理から食べる。魚、肉料理はその後で食べる。
3. パスタをアル・デンテに硬めにゆで、よくかんでしっかり食べる。
4. パスタの量に比べ、ソースや具は控えめとする。
5. パスタに和えるソースはオリーブオイルをベースとする。
6. パスタ料理の具は野菜、豆、キノコ類を主体にする。
7. ハーブ、ニンニク、赤唐辛子を上手に使う。化学調味料は使わない。
8. パスタの形状とソースや具の相性を楽しむ。
9. たっぷり塩を入れて、パスタをいたわりながらゆでる。
10. ゆっくり、良く味わって食べる。

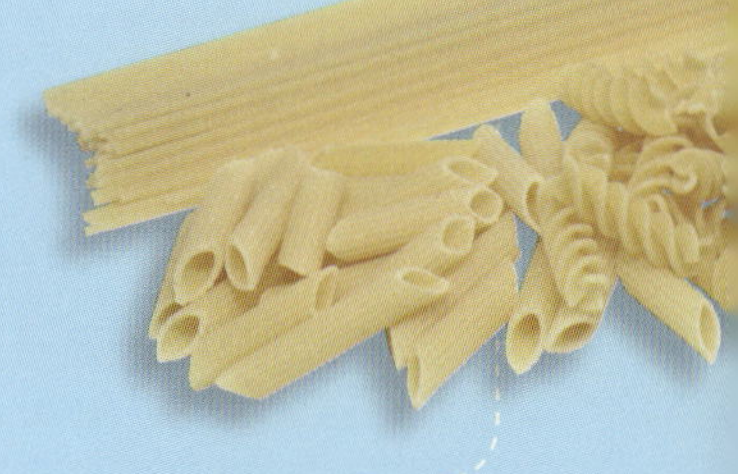

●地中海型の食は"日本人にも合う"

地中海型の食文化は日本の食材とも合う

脂ののった青魚をよく食べ、肉料理は少ない

65ページで紹介している地中海型食のピラミッドを見ても、オリーブオイルの部分をのぞけば、穀類を主食にした旬の野菜、豆、魚介類の摂《と》り方は日本食ととても近いことがわかります。

特に動物性脂肪をあまり摂らず、玄米に煮豆や納豆など、季節のものをまるごと使っていた日本の昔ながらの伝統的な食べ方は、地中海型の食とたいへん似通っています。

また、自然の香りや食材の色彩の美しさを大切にする食文化も共通しています。たけのこの煮物に山椒《さんしょう》の葉を添えたり、刺身にはわさびやシソの葉、というように、日本でも先人の知恵から特有のハーブを多用しています。

一番の違いは、日本人は食用として油脂をとって来た歴史がまだ浅いことでしょうか。日本で油が食用となったのはごく最近のことで、「油断大敵」などの言葉もあるほど、長らく貴重なものとされてきました。効果的で健康的な油脂のとりかたに関しては、地中海型のオリーブオイルの使い方をお手本にするとよいでしょう。

それに、働き盛りの世代にとって、油脂を上手に摂ることは食の「楽しみ」の部分を補ってくれるはずです。

食を楽しむことこそ、医食同源の第一歩なのですから。

横山先生のオリジナルレシピ

卵かけ玄米ご飯の作り方

日本の朝食の定番・卵かけご飯を地中海型にアレンジしてみました。オリーブオイルと玄米は、お互いに全体食品なので相性がよいのです。

ミニトマトの汁気を含んだ半熟の目玉焼きをオリーブオイルごと玄米ご飯の上にのせます。何も捨てず、まるごと食べるのが地中海型食です。

玄米には食物繊維やビタミンB1をはじめとしたビタミン、ミネラルが含まれています。熱を加えたミニトマトも酸味と甘みのバランスが抜群。

ぜひ、地中海型の卵かけ玄米ご飯を健康増進とともに病気予防の食に役立ててみてください。

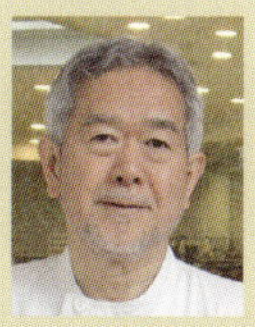

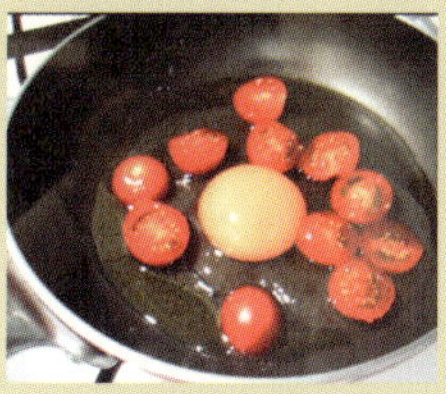

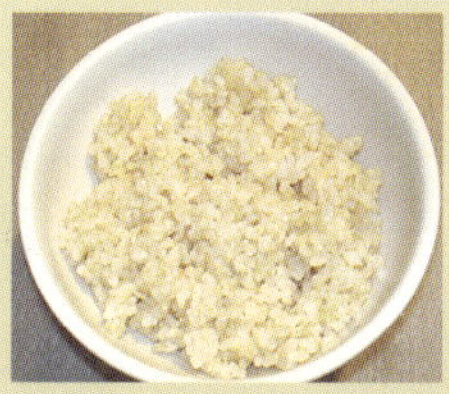

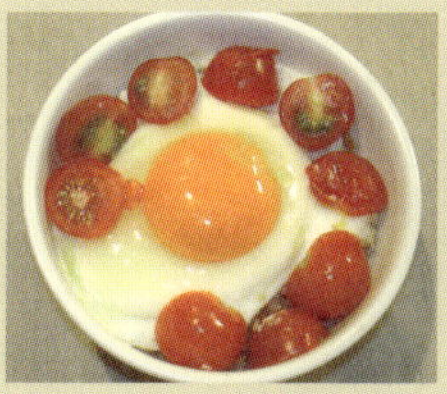

材料

卵：1個
ミニトマト：5個
玄米ごはん：茶碗一杯分(200g)
オリーブオイル：大さじ1
醤油：適量

①ミニトマトのヘタをとり、半分に切る
②フライパンにオリーブオイルを大さじ1加え、生卵を落とし、ミニトマトを入れる
③フライパンに蓋をして、弱火で半熟の目玉焼きを作る
④でき上がった半熟の目玉焼きとミニトマトを、丼に盛った玄米ごはんの上にのせて、できあがり
⑤黄身を割って、醤油を適量かけて卵と米をよく混ぜ合わせながら食べる

一口コメント

半熟の目玉焼きを上手につくることがおいしさのポイント。オリーブオイル、トマト、玄米の相性がよく、とてもおいしく食べられます。

健康増進におすすめの、おいしい自然食
地中海型の食

WHO（世界保健機関）では、地中海型の食を推奨しています。
摂取する食品とその量についてはピラミッド型で表されていて、それぞれの食品の1日に摂る「相対的な量」と「摂取する頻度」がひと目でわかります。

毎日摂取するもの

全粒の穀類

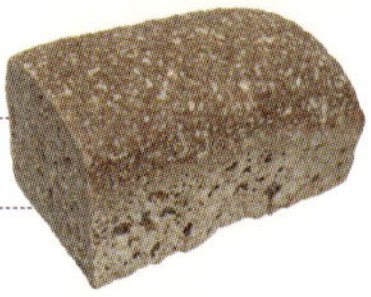

精白していない小麦粉で作る全粒パンや、硬質のデュラム小麦から作るセモリナ粉を原料とし、水と練って強い圧力をかけて成形、乾燥させたパスタは、GI値の低い代表的な食品です。GI値の低い食品は、消化・吸収がおだやかで、血糖値の上昇もゆるやかです。また、精製度が低く、よく噛むことが必要なので満足感を得ることができます。

緑黄色野菜

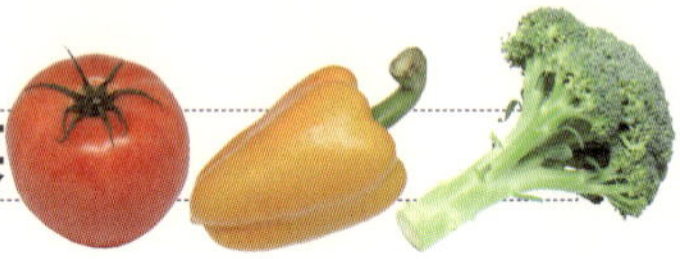

トマト、ピーマン、ブロッコリーなど、緑黄色野菜の豊富さは地中海型食の特徴の一つです。たとえばトマトは、100gあたり約16kcalと低エネルギーで、そのまま生で食べたり、加熱してさまざまな料理に使われます。トマトの赤い色はカルチノイドの一種のリコピンで、加熱しても壊れず、強力な抗酸化物質として働きます。

豆　類

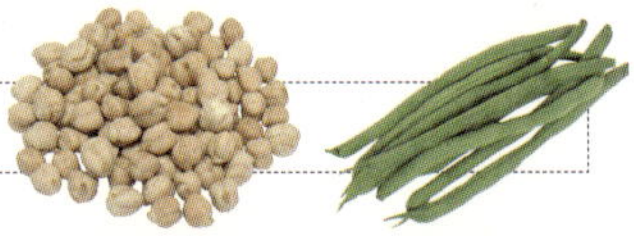

ヒヨコ豆やレンズ豆、いんげん豆などが地中海型食では代表的です。豆とオリーブオイルの相性はとてもよく、オリーブオイルを使うことでおいしく食べられます。また、豆をまるごと使い、皮に多い食物繊維をもれなく摂取することは、便秘の解消だけでなく、食後の高血糖やコレステロールの吸収を抑えることに役立ちます。

オリーブオイル

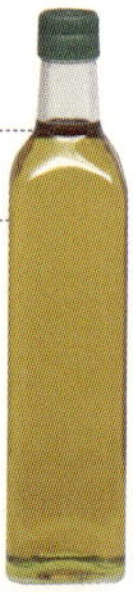

オリーブオイルは、オリーブの実そのものを果皮、種も一緒に、単なる圧搾という操作だけで取り出している自然食品で、全体食です。化学的に抽出される大豆油などの種子油と違い、オイル自体に自然の香り、味があるため、そのままでも口にすることができます。

ナチュラルチーズ ヨーグルト

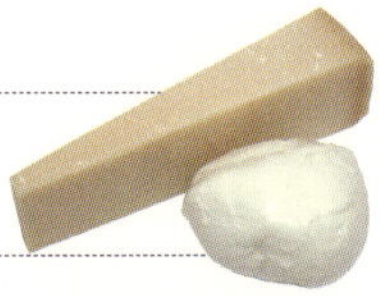

ナチュラルチーズやヨーグルトは、乳酸菌などの善玉菌が生きて存在している自然食品です。乳酸菌は腸内環境を整える作用があり、がんや動脈硬化、老化の防止に役立ちます。日本に多く流通するプロセスチーズは、ナチュラルチーズを乳化剤とともに加熱し、殺菌した加工食品であり、まったくの別物です。

赤ワイン

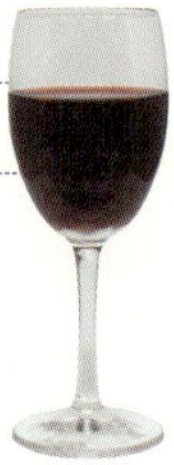

適度なアルコールは、血管を広げ血流を促進させるほか、善玉HDLコレステロールの増加を促します。特に赤ワインは、ブドウの皮や種も一緒に使って作るため、アントシアニン系の色素をはじめ多様な抗酸化物質を含みます。食事とともに赤ワインを1～2杯飲むことは健康増進につながります。

週に数回摂取するもの

背の青い魚

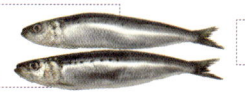

たんぱく質は、主に動物性脂肪（飽和脂肪）が少ない魚から摂るようにします。特にイワシなど背の青い魚は、血栓の生成を防ぐ働きがある多価不飽和脂肪酸のEPA、DHAも多く含んでいます。これらは酸化しやすい脂なので、鮮度の良いものを、抗酸化物質が豊富なオリーブオイルで調理することがすすめられます。

きのこ類

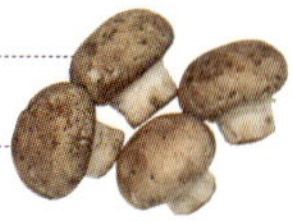

水分が90%を占め食物繊維が豊富なため、カロリーはほとんど無視してよいほどです。ボリューム感もあるので食べすぎが気になる方に向いています。肉などの動物性脂肪を摂るときも、網焼きなどで脂を落とす工夫をしたうえで、食物繊維たっぷりのきのこ、さらに緑黄色野菜を一緒に摂ることをおすすめします。

適度に摂取するもの

ハーブ類

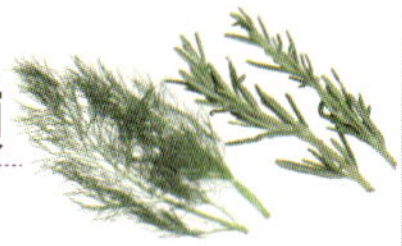

ハーブは自然との接点を感じるためのもので、一度にたくさん摂る必要はありません。ほんの少し加えるだけで、素材のうま味が引き出され、料理の味が引き締まります。また料理に彩りを添え、魚や肉の臭みを消す役目もします。余計な調味料を使わずにすみ、カロリーを抑えながら、食においしさを与えてくれます。

地中海型食のピラミッド

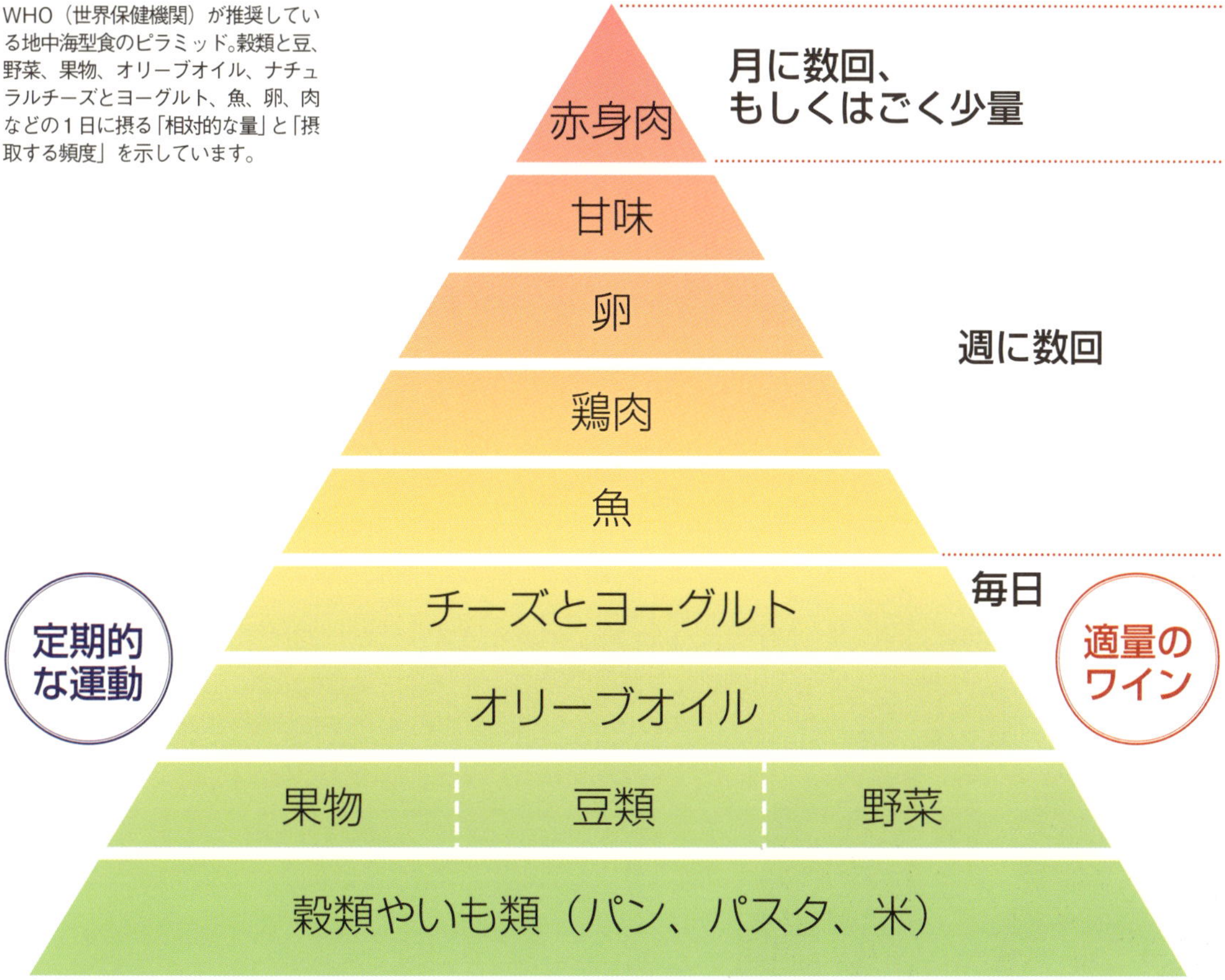

WHO（世界保健機関）が推奨している地中海型食のピラミッド。穀類と豆、野菜、果物、オリーブオイル、ナチュラルチーズとヨーグルト、魚、卵、肉などの1日に摂る「相対的な量」と「摂取する頻度」を示しています。

安保 徹先生の「新・ミトコンドリア免疫理論」

カラダは温めてばかりではダメ、ほどよく冷やすべき場所もあった!

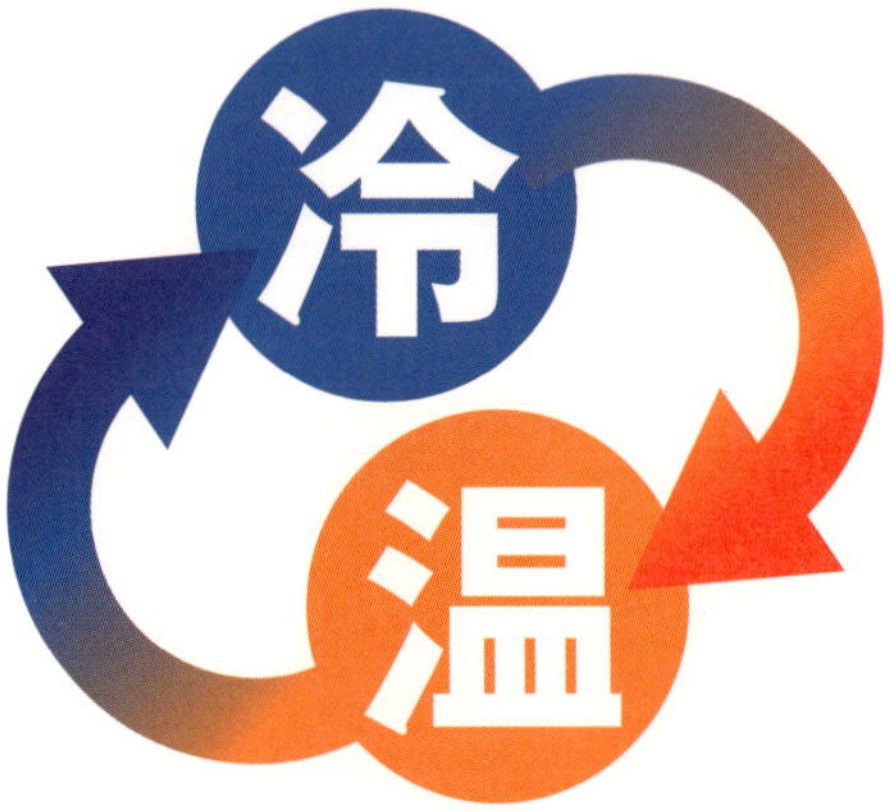

「これまで私は、免疫力を高めて健康になるために、
体を温めることを推奨してきたのですが、
2008年 1月 10日に、場所によっては、
ほどよく冷やすほうがよいところがある、
温めてばかりいてはダメになるところもある
ことに気づきました」と安保先生は言います。
では、どこを冷やしたらよいのか?
なぜ温めるより、冷やすほうがよいのか?
最も新しい免疫理論と健康・長寿についてお聞きしました。

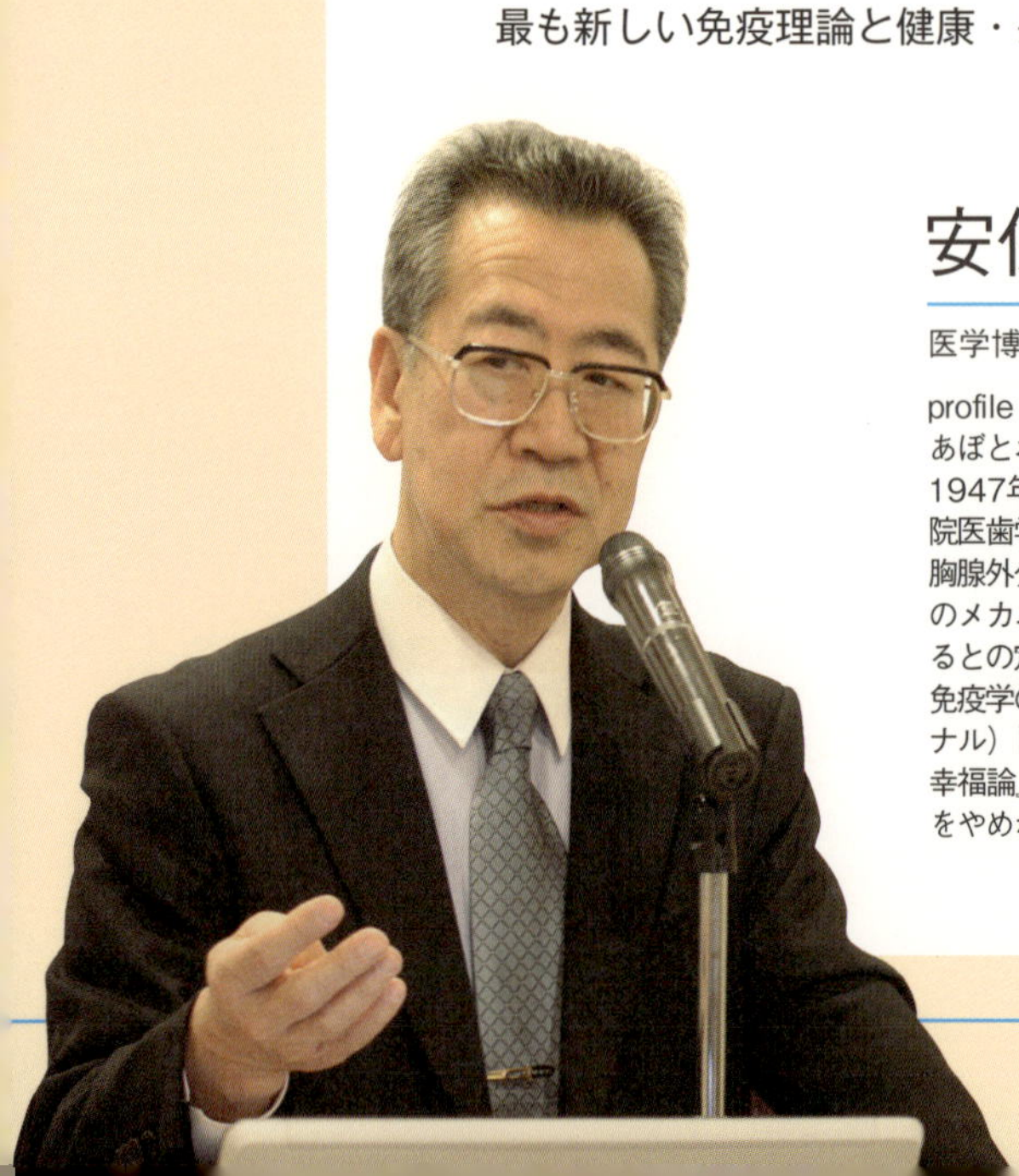

安保 徹

医学博士・新潟大学大学院医歯学総合研究科教授

profile
あぼとおる
1947年青森県生まれ。東北大学医学部卒業。新潟大学大学院医歯学総合研究科教授。1988年、胸腺以外でつくられる胸腺外分化T細胞を発見。1996年、白血球の自律神経支配のメカニズムを解明。2000年には胃潰瘍の原因が胃酸であるとの定説を覆す論文を米国医学誌に発表し、衝撃を与える。免疫学の第一人者として『免疫革命』(講談社インターナショナル)『医療が病いをつくる』(岩波書店)『免疫論からみた幸福論』(ビジネス社)など著書多数。最新刊に『「まじめ」をやめれば病気にならない』(PHP新書)がある。

「湯たんぽを使って温めていたら、皮膚が薄っぺらになってきた」

皮膚は温めてばかりでは丈夫になれないという事実

これまで私は、健康のために体を温めることを推奨してきました。「体温免疫力」という題名の本も書いたように、本でも講演でも、「体を温めることが病気を治す、実際、がんの人も、鬱《うつ》病の人も、顔色が悪いから、まずは温めることから始めましょう」と推奨してきたのです。

自分でも冬の寒い季節は、積極的に湯たんぽを使っていました。そうしたら、血色はよいのですが、皮膚がだんだん薄くなってきたような気がしたのです。そこでハタと気がついたのです。「待てよ、本当に体を温めてばかりいて健康を維持出来るのかな」と…。不安になったんですね。そのとき、「体を冷やすことも、たまには必要じゃないのかな」と気づいたのです。そして、この気づきのキーワードがミトコンドリアでした。

ミトコンドリアはほとんどすべての生物（動植物や菌類など）の細胞に広く含まれている細胞内構造物の一つです。中学や高校の生物の授業で細胞の構造図を見た覚えがあれば、その中でたいていは丸いカプセルのような形で描かれていたでしょう。このミトコンドリアは、細胞の種類によって違いますが一つの細胞に数十から数万という大変な数が含まれています。

いつも暖かい装いをして、湯たんぽを使って体を温めていると、血色はいいけどだんだん皮膚が薄くなってきます。逆に、ときどき乾布摩擦《かんぷまさつ》をしたり、寒い風にさらすと、皮膚の細胞の分裂が促進されて丈夫さがでます。

先日、学生時代に剣道をやっていたという男性のセールスマンが、五本指靴下《くつした》を売りにきました。その男性は、「自分は今、先生の理論と同じ考えで、五本指靴下を売っています」と見本を置いていったのですが、その人が面白いことを言っていました。

その人は、「自分は、かつて剣道が強くて、打ち込みにはすごい気迫があって、足の皮が厚くて、激しい稽古《けいこ》にも耐えられました。でも、この靴下の営業をやって、足に靴下を何枚も重ね履《ば》きして温めてから、かかとの角質《かくしつ》も取れて、薄っぺらな皮膚になって、それ以来、剣道にも迫力がなくなってきました」と言うのです。

皮膚は、温めてばかりでは丈夫さが保たれない細胞だったのです。

取材／高橋利直　文／矢崎栄司　取材協力／エクボ株式会社

「細胞が分裂する場所は、ほどよく冷やすことも大切」

精子の分裂は低体温
胎児の分裂は低体温と低酸素が
それぞれ環境をつくる

あるとき、自分の下半身を見たら、精子が分裂をする場所があるということに気がつきました。

精子は体の内側にある精巣《せいそう》から、体の外にある陰嚢《いんのう》に下降して冷やされ、子孫を増やすためにものすごい勢いで分裂して数を増やします。体の外にある陰嚢は、常に低体温になっています。細胞にとって低体温は、分裂がしやすい環境なので、元気な人の精子は盛んに分裂しているわけです。

ですが、精巣が外に出せないで体内に残る人の中には、無精子症になる人もいます。こういう人の精子は温かすぎるのがひとつの特徴です。

また、分裂の極限と言ったら胎《たい》児《じ》の細胞です。

胎児の細胞は、きわめて激しい勢いで分裂しています。胎児は、その成長過程でアルファフェトプロテイン（胎児蛋白《たいじたんぱく》）をつくりながら分裂しています。

ほとんどの生物は、体の外に受精卵を産みだして分裂していくのです。こうして5℃くらい、体の中よりも体温が低く、受精卵が細胞分裂をしやすい環境を得ているのです。では、どうしてほ乳類は体内で分裂が出来るのかというと、ほ乳類は胎盤《たいばん》をつくることによって、胎児の酸素分圧が5分の1まで低下しているのです。

この低酸素状態も、低体温と同じくミトコンドリアの機能が抑制されて細胞の分裂が促進される環境なのです。

胎児は、母親の胎内から産まれ出て、へその緒《お》を切った瞬間から、初めて自分の肺で肺呼吸して酸素を入れ込んで、そして一気に酸素分圧が上がることによって真っ赤になって、赤ちゃんと呼ばれるのです。おぎゃぁーと泣くまでは真っ白で産まれてきます。

冷やした方がよい場所

●人の精子……精子は精巣から陰嚢に降下して冷やされ、子孫を増やすためにものすごい勢いで分裂して数を増やします。

●胎児の細胞……人の胎児などほ乳類は、胎盤によって酸素分圧が1/5の体酸素状態になっていて、細胞分裂がしやすい環境を得ています。また、他の生物は体の外に受精卵を生み出して、5度ぐらい体温が低く細胞分裂がしやすい環境を得ています。

「ミトコンドリアの働きには、酸素と温度の二つの条件が必要」

免疫力を高めて病気から逃れるには、体を温めて、酸素を保つ

　ミトコンドリアは、直径1ミクロン（1000分の1ミリメートル）、長さ2ミクロンほどの小さな器官で、私たちの体の細胞内にありますが、もともとは別の細胞（生物）で、20億年くらい前に私たちの先祖の原核《げんかく》細胞に寄生《きせい》したといわれています。

　ミトコンドリアが寄生する前までの原核細胞は、酸素がきらいな細胞でした。原核細胞は酸素のある状態では生きていられませんでした。そこにミトコンドリアが寄生して、酸素が増え続ける中でも生きられるようになったのです。

　これらのミトコンドリアは、細胞内で呼吸をしてエネルギーを作り出しています。

　肺から吸い込んだ酸素は、血液によって体内の細胞に運ばれ、細胞内でミトコンドリアによって糖や脂肪を燃やす燃料として使われます。燃やすといっても生化学的に糖などを分解することで、その過程でエネルギーが発生します。そして、私たちはこのエネルギーのおかげで、体温を保つことや、体を動かしたりすることができるのです。

　ミトコンドリアが働く条件として、酸素があること、温度（37℃ぐらい）が保たれていることが必要です。ですから、無理な生活で交感神経の緊張が続き、血液の循環障害が起きて低体温になり、細胞に十分な酸素を供給できなくなるとミトコンドリアの働きが弱くなって十分にエネルギーがつくられなくなり、そうなると体内の細胞は酸素がなくても、低体温でも、エネルギー変換ができる方法で無理にでも生き延びようとします。

　ですが、この状態ではミトコンドリアが正常に機能しません。その結果どうなるかというと、エネルギーの源である糖が十分に燃焼できず、いわば不完全燃焼を起こしてしまいます。そして、血糖値が上がり、これが糖尿病やさまざまな慢性《まんせい》病の原因となります。

　さらに体温が下がり、酸素が不足すると、ますますエネルギー不足になり、そのうえに疲労物質である乳酸が大量に生成され、体内でのたんぱく質の合成が低下して、免疫物質の生産が間にあわなくなって免疫力の低下を招き、がんや免疫病が発生するという悪循環に陥《おちい》るわけです。

「がん細胞には、ミトコンドリアが極端に少ない」

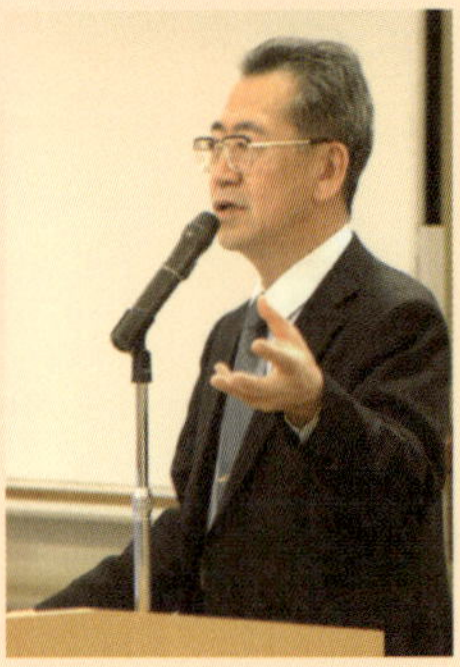

がん細胞には細胞分裂が激しく起こっている

交感神経は、私たちの活発な活動を支える一方で、過度な緊張状態になると血管を収縮して血流不足の状態をつくります。

交感神経の緊張は、体温低下を招《まね》きます。特にがん患者では、健康な人より体温低下が顕著に表れます。また、血流が抑制《よくせい》された状態では、細胞に酸素が十分に行き渡らないので、細胞は酸素不足に陥《おちい》ります。

体温が35℃、あるいはそれ以下になると、細胞内のミトコンドリアの数が減少します。ミトコンドリアには細胞分裂を抑制する遺伝子がありますが、細胞内のミトコンドリアの数が減少すると、今までミトコンドリアの分裂抑制《ぶんれつよくせい》遺伝《いでん》子《し》によって分裂抑制されていた細胞が解放されて増殖します。

実はこれが、細胞のがん細胞だったのです。

20億年前の私たちの祖先の原核《げんかく》細胞は、酸素のない状態で分裂していました。そのころ、酸素の好きなミトコンドリアが寄生したため、もっと大きなエネルギーがつくれるようになり、同時に、細胞分裂を抑制する遺伝子が持ち込まれました。

しかし、低体温や酸素不足に陥ると、ミトコンドリアの分裂抑制遺伝子が機能を失い細胞分裂が促進されます。

私はその現象から、「細胞が原核細胞時代の分裂能力を取り戻して、先祖返りして分裂過剰になったものががん細胞ではないか」と考えました。この考えに気づくまで、私は、「がんは、私たちの知らない悪い細胞が原因」と理解をしていたのですが、今は、「がんは20億年前の細胞の先祖帰りで、一種の生き残り戦略とした細胞の姿が発がんだったのです」と説明するようにしています。

ミトコンドリアの少ない細胞

- 精子…低温下によるミトコンドリアの機能停止、さらに失う。
- 胎児細胞…1/5の酸素分圧により分裂制御の抑制。
- 皮膚細胞…30℃の低温下により分裂制御の抑制。
- 腸上皮細胞…PH の変化により分裂制御の抑制。
- がん細胞…低体温低酸素によりミトコンドリアの機能停止、さらに失う。

「卵子には、精子の1000倍のミトコンドリアが存在」

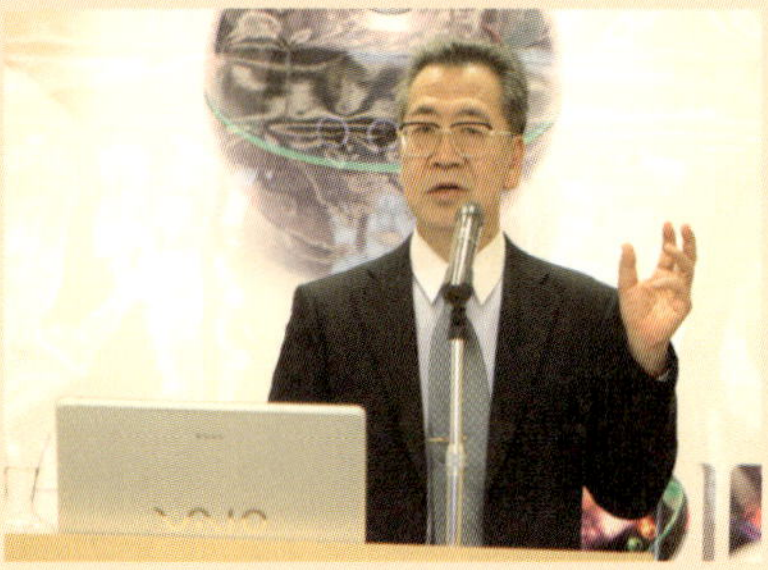

体を温めることでミトコンドリアは活性化する

体の中で特に温《あたた》めた方がよいのは、女性の生殖器です。

このことを考えていたら、40年前に産婦人科の授業で習ったことを思い出したのです。

女性の卵母《らんぼ》細胞は、胎児《たいじ》期に分裂して、おぎゃぁと産まれたときに全部備《そな》わっています。それから、赤ちゃんから年頃になるまで、ひたすら分裂はしないで成熟だけなのです。分裂は胎児期で誕生したら成熟です。成熟のときは温めてよいわけで、ミトコンドリアをいくら増やしてもよいのです。卵巣内には卵子のもとになる卵母細胞が蓄《たくわ》えられており、胎児期に酸素不足にして卵母細胞の分裂を促したあとは、極端にミトコンドリアを増やして卵子を成熟させます。

特に思春期の妊娠《にんしん》適齢期の女性は、卵子を温めて成熟させるために極限までミトコンドリアを増やすことが必要です。男性の場合は、逆に精子を陰嚢《いんのう》に入れて外気で冷やして温度を下げ、ミトコンドリアの機能を抑制して精子の分裂を促進します。人間の精子1個当たりには、ミトコンドリアは100個くらいしかありませんが、1個の卵子には精子の1000倍の10万個ものミトコンドリアが存在しています。

また、心筋細胞も、常に酸素を使い、エネルギーを生産・消費して働き続けていますので卵子以外の細胞でミトコンドリアの多い細胞です。およそ、1個の細胞の中にミトコンドリアが5000個近く存在しているといいます。

ミトコンドリアの働きを活発にするには、以下のような物質と環境が必要です。

・水
・糖のグルコース
・ビタミン、ミネラル、補酵素
・必須アミノ酸
・酸素
・温度（およそ37℃）
・太陽光エネルギー

つまり、血液の巡《めぐ》りをよくして酸素を行き渡らせ、十分に体を温めて、適度に太陽光線を浴びる、とよいということです。

「男性はほどよく冷やし、女性は温めることが長寿の秘訣」

男性の長寿日本一は長野県、女性は沖縄県

体を温める、冷やすという関係を考えているうちに、この問題は寿命にも関係しているということがわかってきました。

どうしてかというと、厚生労働省が5年ごとに作成している、都道府県別の平均寿命の調査によると、男性の長寿日本一は戦前からずっと長野県だったのです。

長野市は海抜350メートルの高さで冷涼《れいりょう》な気候で冬は寒く、いわば、低温、低酸素地帯です。長野県の男性が長寿日本一を保っているのは、他の地域に比べて冷涼な気候でほどほどに冷やされ、酸素が薄いので皮膚細胞や精子の分裂が促進されて、丈夫になった皮膚が外敵から身を守り、精子の数が増えて健全に育ち、生命力が強くなっているからではないでしょうか。

ですから男性は、ほどほどに体を冷やし、裸になって乾布摩擦《かんぷまさつ》などで皮膚を鍛え、酸素不足になるような過酷《かこく》な運動をときどきはやるほうが寿命が延びると考えないとダメだったのです。でも体調の悪いときに無理して体を冷やしたり、過酷な運動をすることは禁物です。体調の悪いときや病気のときは、体を温めることが基本です。

一方、女性の長寿日本一は戦前、戦後も沖縄です。沖縄の暖かい気候が卵母細胞を温め、いつまでも生殖機能を保たせ、生命力を高めているからでしょう。女性は温めることが卵子の成熟に役立つだけではなく、長寿にも役立っているのです。

私は、今まで、「免疫力を高めるためには、温めなさい、冷やしてはいけません」と、ずうっと言ってきたのですが、2008年1月10日から、「たまには冷やすこともいいんじゃないのかな」と改めました。でも、あまり冷やしすぎると、発がんの世界になりますから、注意してくださいね。

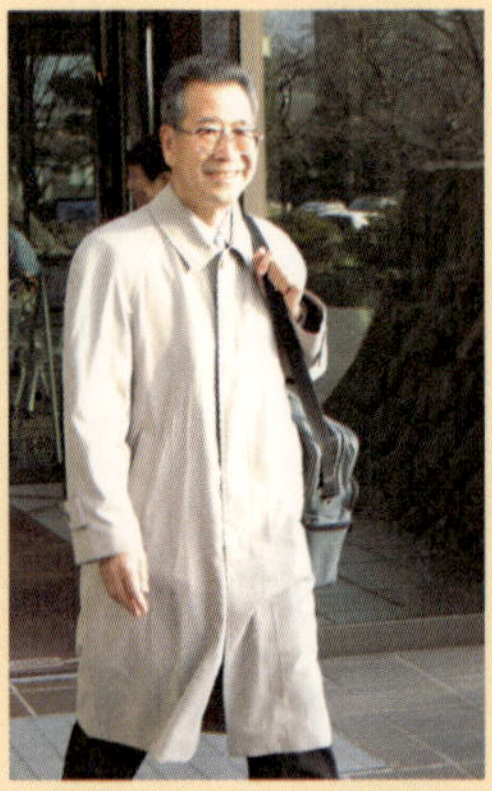

Books Square

この号の健康情報を、
もっと詳しく知りたいかたへ

健康のための本ガイド

シュタイナー教育・医学からの
子育て読本

小児科診察室

ミヒャエラ・グレックラー／ヴォルフガング・ゲーベル〔共著〕
入間カイ訳　小児科診察室研究会監修
定価（4,000円＋税）水声社

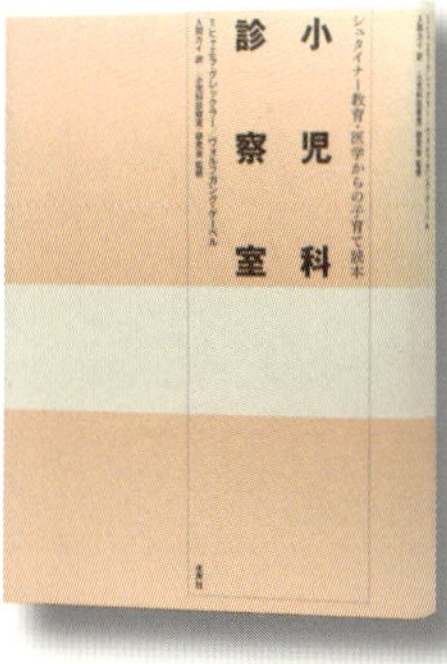

総ページ584。非常に完成度の高い小児科育児書です。1980年代の初めにドイツで出版され、20年以上各国でロングセラーを続けています。著者はふたり、シュタイナーの人間学を基盤とする「アントロポゾフィー（人智学）医学」の経験豊かな小児科医です。

本書は医学と教育のふたつの側面から、子どもの発達の全体像を描き出し、病気の手当、意味、幼稚園や学校での問題などを綴っています。現在のシュタイナー小児医学と教育の総集的な内容とさえ思える保存版。小林國力さん（20～27頁）山本百合子さん（28～32頁）のおふたりも専門家の立場で監修した、おすすめの一冊です。

治療現場からの報告

花粉症にはホメオパシーがいい

帯津良一／板村論子〔共著〕
板村論子：帯津三敬塾クリニック院長
定価（1,400円＋税）
風雲舎

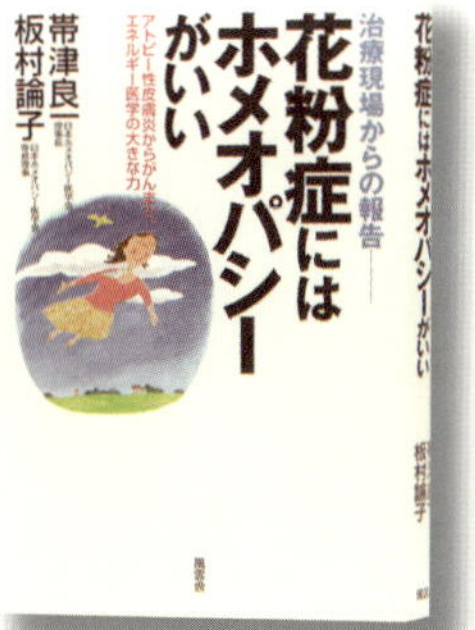

ホメオパシーに大きな可能性を感じることのできる一冊が本書。花粉症からがんの各種、うつ病、ストレス障害、アトピー、ヘルペス、パーキンソン病などの対処例を治療現場からの報告を含めて解説しています。5年半に渡る実践をまとめた本書は、ホメオパシー理解への入門書として格好だと思われます。

共著者の板村さんは、日本ホメオパシー医学会を立ち上げた献身的な医師、と帯津先生が絶賛する同志。共にホメオパシーを研究し、医学界に広める努力をするおふたりのメッセージは、ホメオパシーの自然治癒力への働きかけを、平易に説いてくれます。西洋医学の修羅場をくぐったおふたりの言葉に共感します。

ホリスティック医学を目指す者
として避けては通れない

ホメオパシー

帯津良一〔著〕
帯津三敬病院名誉院長
定価（1,800円＋税）
金芳堂

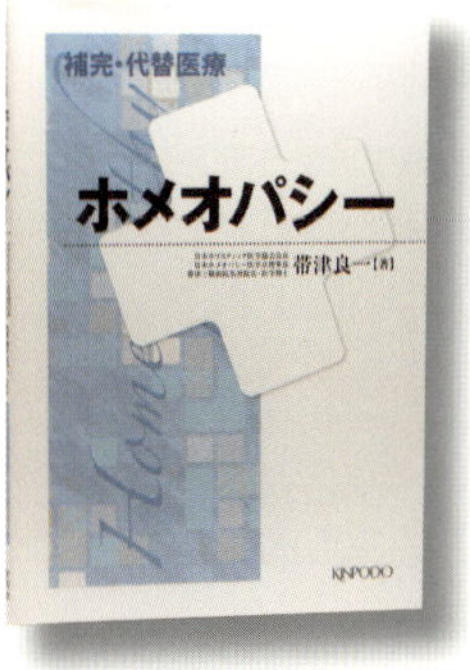

医学的見地と、実践者としての経験の両面から、ホメオパシーを体系的に解説した、100ページ強の本です。専門的でかつ入門的な、帯津さんの理論のつまった好書といえます。

ホリスティック医学を追求する帯津さんが出会ったホメオパシーとは、直観の医学であり、エビデンス（科学的証明）がない分、客観性、再現性に常に謙虚であれ、と主張する一面が心引かれます。

ホメオパシーは、病を打ち負かすというよりは、自然治癒力を喚起して治療に至らしめる医学であるとも説明をしています。その人の身体性、精神性、霊性、生来の体質等を考慮する、生命のエネルギーに働きかける医学と言えます。

心と体を元気にする
妊娠・出産・育児のためのアロマセラピー

鮫島浩二〔著〕
さめじまボンディングクリニック院長
定価（1,300円＋税）
池田書店

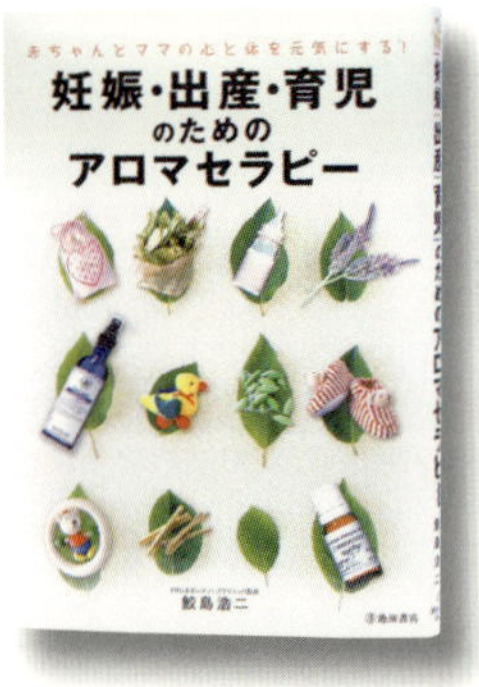

「赤ちゃんとママの心と体を元気にする」というキャッチコピーにあるように、家族向けのアロマセラピーについて書かれたユニークな本。鮫島さんは「精油はその薬効に注目し、症状に応じた的確な使い方を習熟していけば、家庭や医療現場で充分に満足を与える道具であり、多くの可能性を秘めた治療法でもあります」とメッセージします。

約50ページにわたるアロマセラピーの基礎知識で、ベーシックな情報がよくわかります。妊娠から出産、産後と赤ちゃんや幼児へのアロマセラピーまで、西洋医学と東洋医学に精通した著者の知見がまとめられています。カラー版、きれいなデザインで手にとりやすい一冊です。

専門医が教える
体にやさしいハーブ生活

橋口玲子〔著〕
緑蔭診療所医師
定価（1,300円＋税）
幻冬社

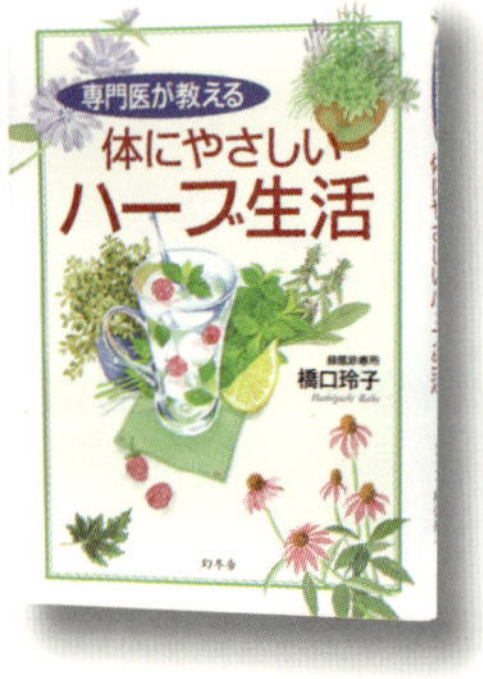

中国医学を中心に、西洋医学、ハーブ療法、アロマセラピーなどを取り入れた医療を実践する橋口さんは、人が今かかえている、からだの不調と心の状態、あるいは、生活環境を手がかりに、自分に合うハーブと出会える本書を書きました。ハーブの本で、医師が出す本はそう数多くはありません。従って、本書の特徴のひとつとして、医師の視点での症状別ハーブガイドをおすすめします。

消化器系、免疫系、精神神経系のそれぞれの症状に合うハーブと処方がうれしい本。その上、料理レシピ集もありますから、ちょっと手元に置きたい、にくい作りです。カラー写真も美しく、巻末のお店のリストも実用的です。

現代医学と代替医学にみる
治癒と健康のメカニズム
人はなぜ治るのか

アンドルー・ワイル〔著〕
上野圭一〔訳〕
定価（2,330円＋税）
日本教文社

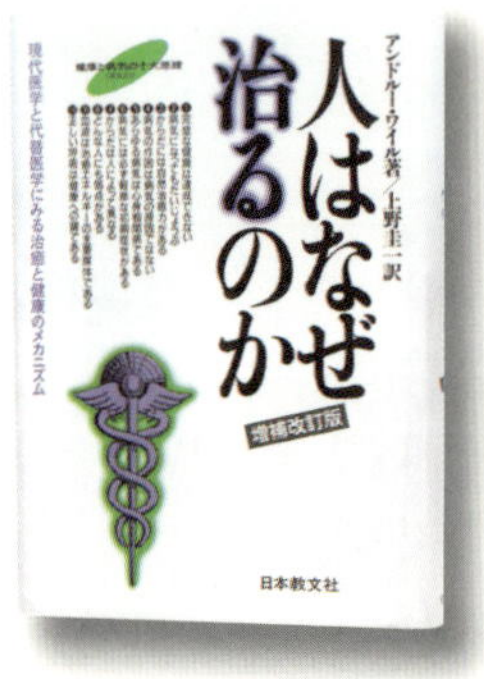

アンドルー・ワイル博士が、精神・身体・霊性の相互作用に関するホリスティック（全体的）な思考を学んでもらおうと書いた名著。1983年、アメリカで初版が出され、翌年日本語版が出てから、版を重ねて多くの人に読まれています。日本のホリスティック医学運動の火付け役となった本書は、アメリカの市民運動の一面が感じられるロングセラー。

ホメオパシー、健康とは何か、健康と病気の10大原理、治癒とは何か、アロパシー医学、3大異端医学、東洋医学、シャーマニズム、心霊治療、ホリスティック医学、心とからだなど、広範囲なテーマが書かれています。自然治癒力が何であるかが、よくわかる一冊です。

生き方を変えれば病気は治る

自分ですぐできる免疫革命

安保徹〔著〕
新潟大学大学院医歯学総合研究科教授
定価（648円＋税）
大和書房（だいわ文庫）

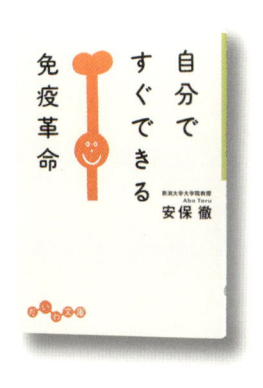

病気にならない生き方、がんにならない生活スタイルとは何か？　が、具体的にわかる文庫本です。生き方、考え方に無理があり、ストレスを抱えて交感神経緊張状態が長く続くと、がんを発症することがある。「ところが生き方を変えて行くとがんの進行は止まり、退縮も始まります」と安保さんは説明します。さらに、免疫力が秘める力、免疫力を高める食べもの、食べ方、免疫力を高める体の使い方、心の持ち方、健康知識と続きます。非常に詳細に、かつ、わかりやすく、1問1答型のページが続きます。

がんになったらどうするか、免疫力を高めればがんも怖くない、とまさに、勇気の与えられる必読書です。

生活習慣病の予防の視点から

イタリアに学ぶ医食同源

横山淳一〔著〕
東京慈恵会
定価（552円＋税）
中央公論新社（中公文庫）

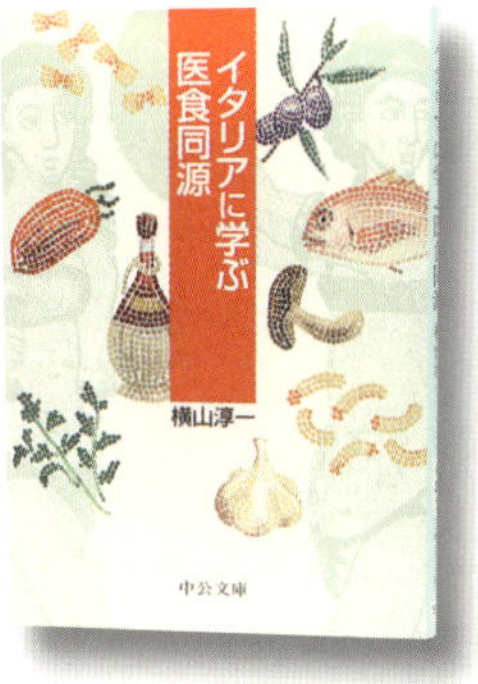

なんでオリーブオイルは健康によいのか？　自然治癒力に深く関係するテーマを、イタリアの食の中に見つけられる文庫本です。ちょっとポケットにしのばせて、通勤の行き帰りで読めそうな、ありがたい一冊。

糖尿病、高脂血症、肥満といった代謝性疾患の専門家である著者による力作。

オリーブオイルや赤ワインが、なぜ動脈硬化を予防するのか？　抗酸化物質や脂肪酸、食物繊維、ベータカロチンなど、イタリア料理をこよなく愛する横山さんならではの実用・健康・料理エッセイ。

思わずよだれがたれそうになる、イタリアの太陽と文化の味と香りがただよう一冊です。

38種花のエッセンスが心をいやす

バッチフラワーBOOK

白石由利奈〔著〕
日本フラワーレメディセンター代表
定価（1,700円＋税）
小学館

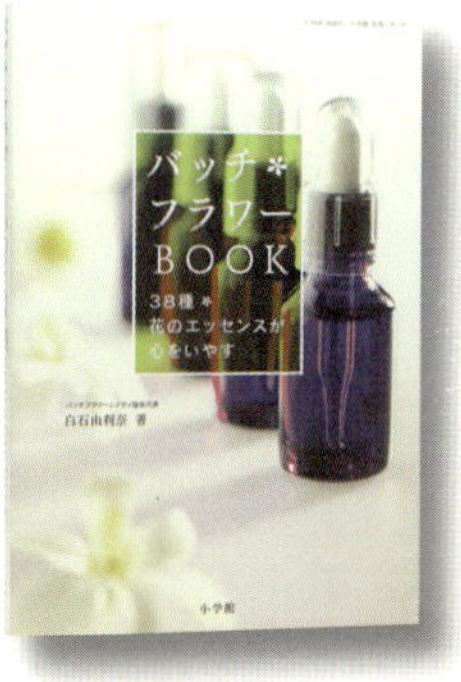

英国Dr.E.バッチ財団公認プラクティショナー、英国NLP協会認定トレーナーの肩書きを持つ白石さんは、初めてバッチフラワーに触れる人にもわかりやすく、使いこなしている人にも楽しんでもらえるようにと工夫して、本書を出版しました。

人の心の状態・38種類に対応した花のエッセンスを使って、人がその人らしく生きてゆくこと。バッチフラワーの力で、人がよい方へ変化する、癒しの力を、この本から学べます。

バッチフラワーとは？　選び方、使い方、自分に必要なバッチフラワーとは？　など、カラフルで美しい写真構成の中へ、自然に引き込まれる本と言えます。

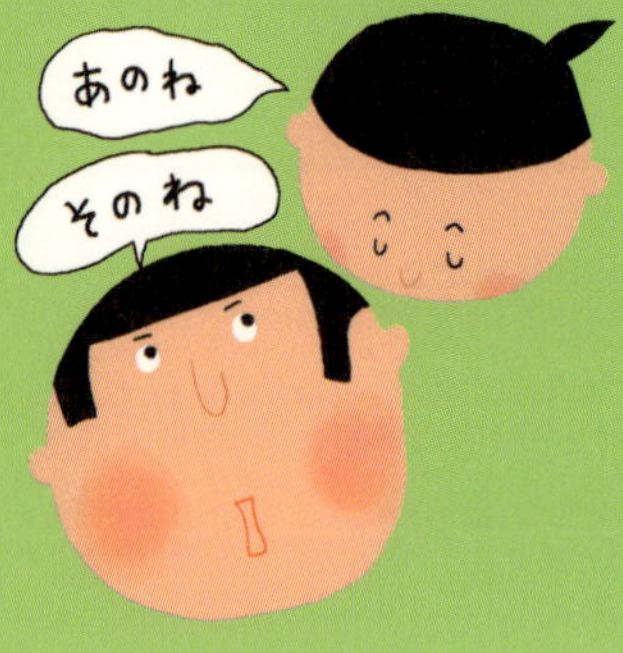

皆様からのご感想・声

「どうしたら健康になれるのか？」という問いへの答えは、テレビやネット、新聞、雑誌など他からの情報だけではなかなか得られません。自分の体の声に耳をすませ、五感と直観を信じて、毎日、継続していくことが何よりの健康法です。

●専門医が長年の経験から語る話だからこそ納得

それぞれの専門医が、長年の経験から実感している大切なことを語っている点に好感が持てます。例えば、全身を巡っている根本である血液をきれいにし、血管を丈夫にすることで、病気を防げることも改めて納得させられています。

●京都府　H・Iさん　女性

納得できる本物の情報とは、ごく当たり前の基本的なことなのです。

●西洋医学の薬が病気を大げさにしている

以前、夫婦で食あたりを起こしました。夫は現代医学の病院へ行き、内科で下剤や抗生物質をもらい2日ほど寝込んでいましたが、私はカイロでお腹を温め、漢方の胃腸薬を飲んでいたら半日で治りました。現代医学や薬が「病気をより大げさに病気らしくしている!?」と思った体験でした。

●千葉県　I・Aさん　女性

●私には漢方の薬が合っています

私は子どもの頃から胃腸が弱く、現代医学の薬は体に合いません。母や祖母が使ってくれた鍼《はり》や薬草などで、自然に治る体になっているので、今でも不調を感じると早めに漢方の薬を使っています。

●神奈川県　N・Hさん　女性

現代医学でも漢方でも、選択肢が多いほど臨機応変に対応できます。

●数値に一喜一憂しない自分でありたい

検査で総コレステロール値が上がっていました。帯津良一先生や上野圭一さんは、数値は医療ビジネスのからくりで、数字で健康は計れないと言われてます。数値化社会に疑問を持ちながら暮らしている反面、この言葉にホッとしている自分もいます。

●福島県　S・Tさん　男性

数値に惑わされず、自分で自信の持てる健康法はきっとあります。

●ストレスがぼけの原因になると知りました

自分は毎日、頭をよく使っているから、ぼけとは無縁と自負していました。でも最近、名前のド忘れや連絡事項の伝え忘れなどがよくあります。中野優先生によれば、ストレスが脳の記憶中枢の海馬に影響しているとのこと。知らず知らずストレスが溜まっているのかもしれない、と気づかされました。

●神奈川県　T・Mさん　男性

アロマセラピーやハーブ療法などはストレス解消におすすめです。

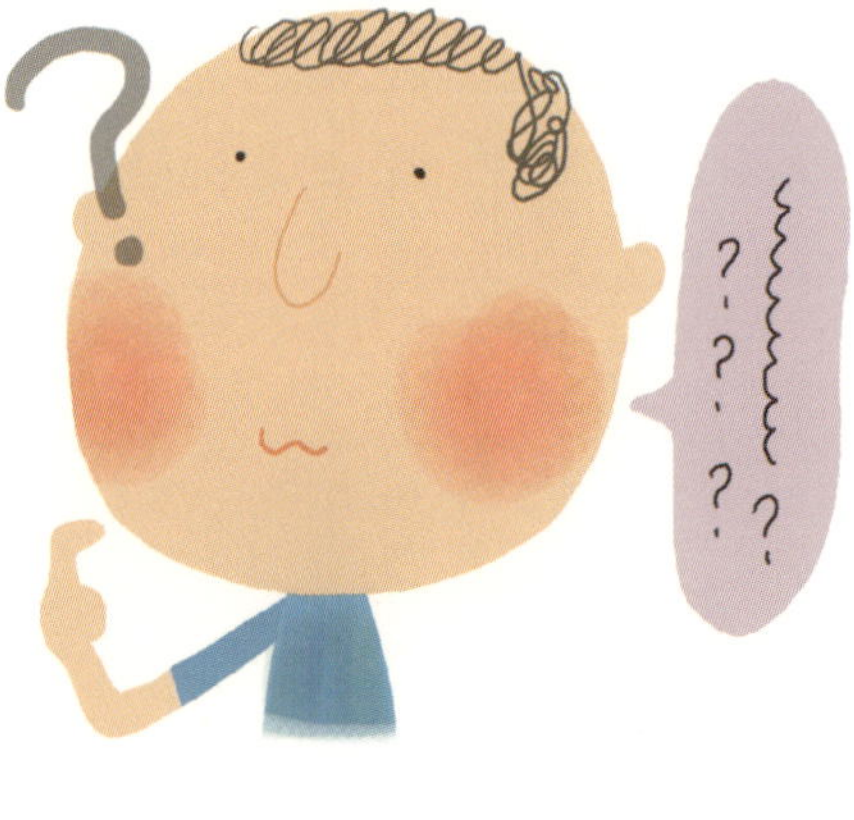

イラスト／今井久恵

どの先生のお話も本物だと感じています

前シリーズ「自然治癒力を高める連続講座」からの読者です。このシリーズの本に出会えて本当に良かったと思います。どの先生のお話を読んでも、本物を知ることができる喜びでいっぱいになります。特に新7号の西原克成先生の「顔と口の医学」は思いがけない視点から面白く、ためになりました。

●群馬県　T・Fさん　女性

病気は口から入り、顔に表れるという、目からウロコのお話でした。

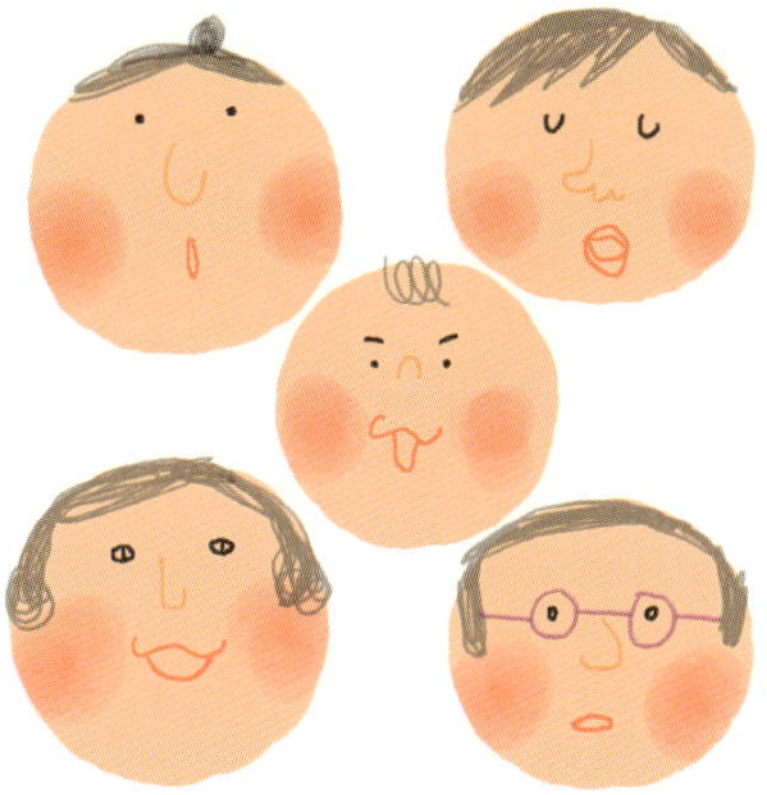

給食にお米が少ないと実感していたところです

幕内秀夫さんの記事に賛同します。孫が小学生になり、給食の米飯の少なさに驚いていたところでした。楽しい食事にはバリエーションは必要ですが、もっとお米を食べてほしいと私も思います。

●東京都　S・Kさん　女性

日本人に一番合っている主食、お米を1日2食は食べたいものです。

体も心も、まずは血液からなのですね

今まで、血液の物質的な働きしか見ていませんでしたが、血液の持つ秘められたパワーに気づかされました。体のどこを切っても、血液は出てきます。血液が体も心も支えているのですね。血液が濁《にご》っていれば、心まで濁ってしまうのかもしれないと思いました。

●滋賀県　N・Nさん　女性

血液が滞りなく流れれば、体も心も快調になるということです。

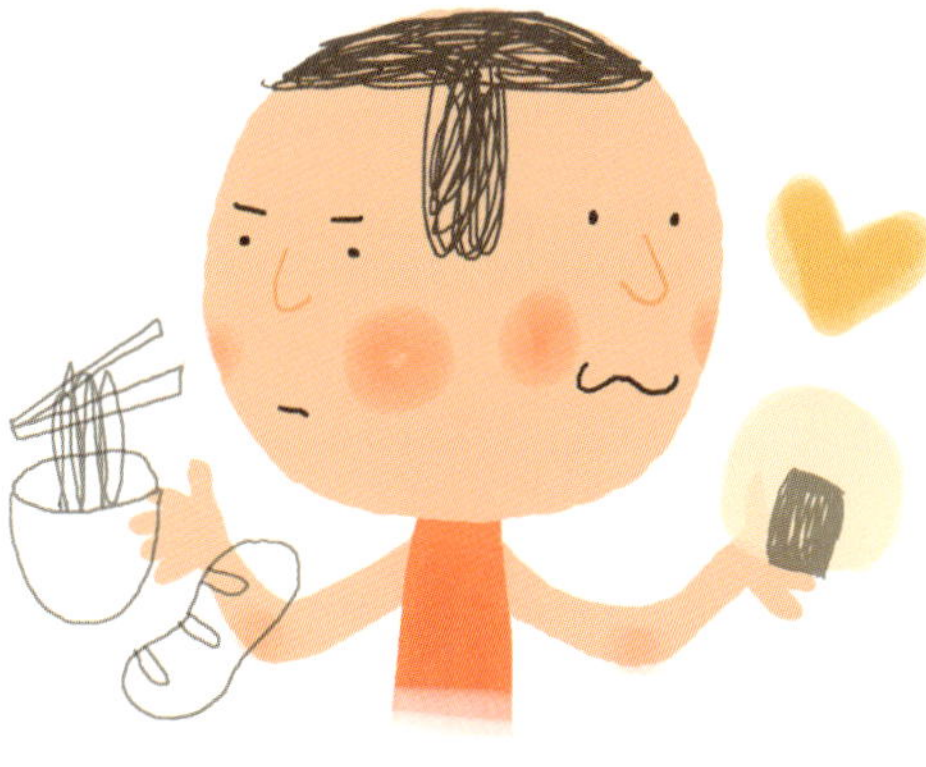

健康で長生きするための血液の大切さがわかった

血液について、ドロドロ・サラサラ、酸性・アルカリ性、血圧の数値など、日頃から気にしていることはたくさんありますが、知らなかったことばかりでした。改めて血液の大切さに驚きました。冷えや免疫力や脳力など、すべてのことに血液は大切な役割をしているのですね。

●三重県　M・Nさん　女性

血液の大切さを知ると、血液をいたわる気持ちも出てきます。

「ゲーム脳」にならないよう心掛けています

小学生の子育てをする親として、一番心がけていることは「ゲーム脳」にならないこと。ゲームやテレビがどう悪いのか、説明して理解してもらうために新6号は参考になることがたくさんありました。

●東京都　M・Kさん　女性

子どももおとなも、外に出て体を動かすことが、脳にも良いのです。

穏やかでよく笑うそんな歳の取り方をしたい

永山久夫さんの長寿食に関する記事を読んで、102歳まで生きた曾祖母を思い出しました。パイプでタバコを吸いながらも、よくお茶を飲み、いつも笑顔で迎えてくれました。最後まで頭もハッキリとしていて、改めてよい歳《とし》の取り方のお手本だったと思います。

●長野県　T・Kさん　男性

よく笑い、楽しく、マイペースに生きてこそ正真正銘の大往生です。

編集部へのご感想、ご意見、体験談は、TEL03-3291-3011　FAX03-3291-3030　Eメール info@honnoki.co.jp
〒101-0054　東京都千代田区神田錦町 3-21　三錦ビル　㈱ほんの木（編集部）まで。

自然治癒力を高める連続講座 新シリーズ
ナチュラル・オルタ 8

心と体と生命を癒す 世界の代替療法 西洋編

2008年6月28日　第1刷発行

出版プロデュース　柴田敬三
企画　（株）パンクリエイティブ
発行人・編集人　高橋利直
発売　（株）ほんの木

デザイン　GRACE.inc
取材・文　矢崎栄司・上原礼子・丸山弘志
戸矢晃一・高橋利直・柴田敬三
編集　（株）ほんの木
営業　岡田直子（＆広報）・野洋介
総務　小倉秀夫・丸山弘志
協力　公事和子

〒101-0054
東京都千代田区神田錦町3-21 三錦ビル
TEL 03-3291-3011　FAX 03-3291-3030
Eメール　info@honnoki.co.jp

Printed in Japan
郵便振替口座　00120-4-251523
加入者名　（株）ほんの木
印刷所　（株）ケムシー
ISBN978-4-7752-0062-9　C0030

読者の皆様からの“声”をお聞かせください

「ナチュラル＆オルタナティブ」ヘルス・ブックシリーズをご購読いただきありがとうございます。編集部では皆様からの“声”をお待ちしています。皆様からお寄せいただきました、ご意見・ご感想は今後の企画や編集の参考にさせていただきますので、お便りよろしくお願いいたします。

1. 第8号で、あなたが興味を持った、役に立った記事は何ですか？　3本お答えください。
2. お買いあげの場所は？
3. 今号のご感想を２００字以内でお書きください。
4. 今後、「こういう企画を取り上げて欲しい」「この先生を取材したらおもしろい」といったご要望がございましたら企画・取材先及びその理由をお書きください。
5. あなたの信頼する医師、専門家は？
6. 本書をお広めいただければ幸いです。チラシ、リーフレットをお配りいただける方は、恐れ入りますが、その枚数をお教え下さい。（　　枚）

読者の皆様からの“声”へのご協力ありがとうございました。

この講座の「定期購読」、編集部への「ご意見・お問合せ」は下記までお願いいたします。
TEL 03-3291-3011　FAX 03-3295-1080　Eメール info@honnoki.co.jp
〒101-0054 東京都千代田区神田錦町3-21 三錦ビル（株）ほんの木

ホームページのご案内　http://www.honnoki.co.jp

「自然治癒力を高める」連続講座シリーズ
既刊本のご案内

代替療法の入門ガイド。
日常生活における予防医療を重視。
役に立つ、すぐに実践できる内容が特徴です。

● 各号定価1680円（税込）　お好きな号を4冊セット、又は全て12冊セットでのご購読がお得です。詳しくはお問い合わせ下さい。

ほんの木　〒101-0054東京都千代田区神田錦町3-21三錦ビル　TEL.03-3291-3011 FAX.03-3291-3030　Eメール info@honnoki.co.jp

1 代替療法と免疫力・自然治癒力

代替療法について、各ジャンルの先生方へのインタビューを中心にまとめました。帯津先生の「がんの代替療法とホリスティック医学」、安保先生の「リンパ球人間、顆粒球人間と自然治癒力」など読みごたえあり。

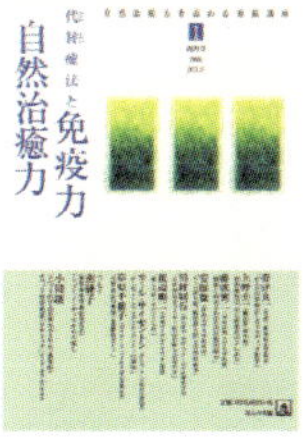

2 自然治癒力・免疫力を高める食生活

ご存知、東城百合子さん、ジャーナリストの船瀬俊介さん、毎号登場の安保徹先生、帯津良一先生。上野圭一さんにもアンドルー・ワイル博士の「医食同源」について分かりやすくお答えいただきました。

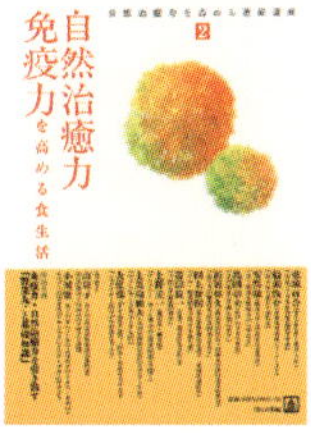

3 自然治癒力・免疫力が高まる生活習慣のすすめ

安保先生には、ご自身の生活習慣病の克服体験を、日野原先生には、病気を治す生活習慣、石原先生には、血液サラサラ生活の知恵、帯津先生には養生法について語っていただきました。

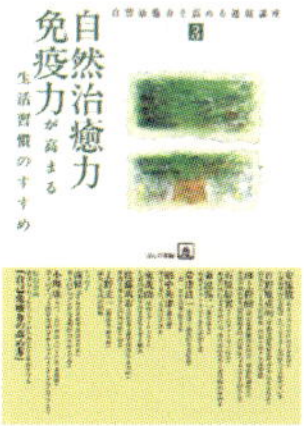

4 自然治癒力・免疫力が高まるかんたん健康・運動法

生活習慣病予防のためのウォーキング、わかりやすい気功・呼吸法・ゆる体操、日常ながら運動で体内体調を整える、簡単な正しい運動法をご紹介。特別企画は、「体の悩みを解消する6つのポイント」。

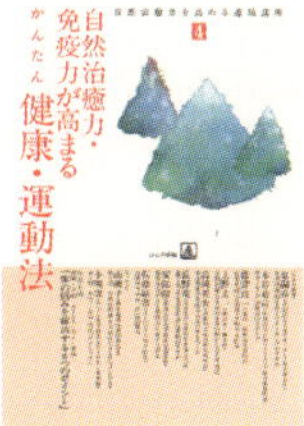

5 心の自然治癒力

心を癒して、本当にリラックスしてもらいたいという願いから企画。笑い、手足を大いに動かすこと、植物や土に触れること等、非日常を見つけ実行することで、心の自然治癒力を高める方法を紹介しています。

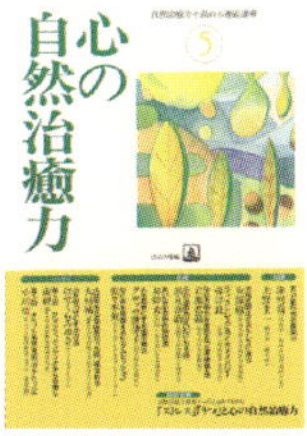

6 元気を引き出すサプリメント

サプリメントは本当に必要か？食生活の現状、実際の私たちの健康に必要な食と栄養は？まちがった食生活を助けるビタミン、ミネラル、健康食品の選び方。便利で、実用的な早わかりガイドです。

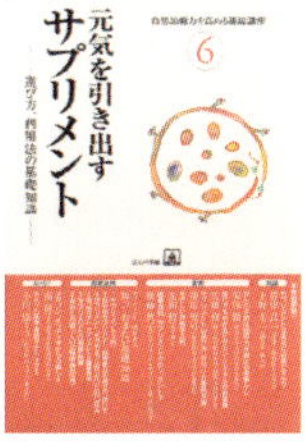

7 心、脳、お肌と体の若さ対策

肌と体を美しく保つことから、長寿と心のあり方、人は何のために生きるのかまで捉えて、元気に老いるための方法を特集。30歳からの10年がその後の老化に多大な影響を及ぼす…。あなたは大丈夫?

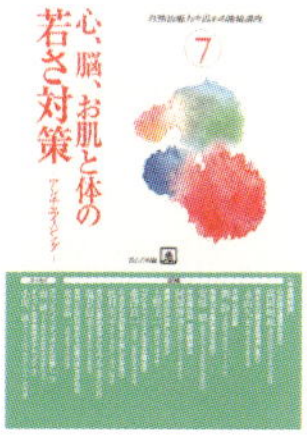

8 現代医療の限界と生命エネルギーの可能性

がん治療の現場でも手術、抗がん剤、放射線の3大療法が必ずしもベストな選択肢ではありません。呼吸、十分な骨休め、冷たいもの中毒、無理しない生き方等、生命のきまりを守った生き方を考えます。

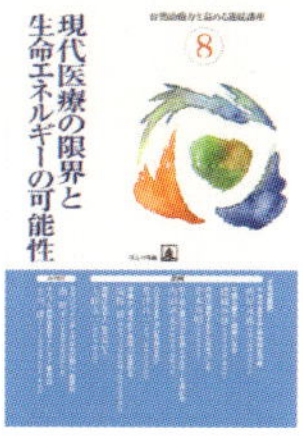

9 家庭でできる新しい代替療法

がんが治る人、治らない人の違い、免疫力が高い人の生活習慣など。体質を変えて病気を治すために私たちができるさまざまな代替療法を紹介しています。ご家族の健康生活にたいへん役に立ちます。

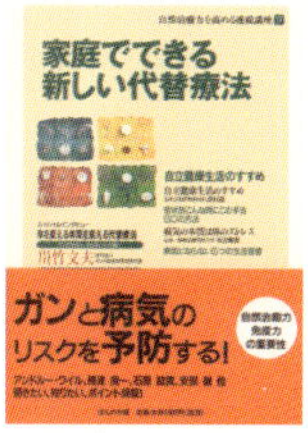

10 体がめざめる毒出し健康法

体調不良や病気の原因は、食品や生活環境から体内が汚染されていくことも原因の一つです。体の毒素、脳の汚染、血液の汚れなどを検証して、溜まった毒を体から出す方法について考えます。

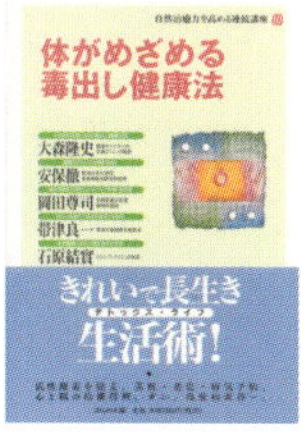

11 ビジネス脳・幸せ脳・健康脳

記憶力や計算力は加齢とともに低下します。でも、脳力はそれだけではありません。歳をとっても伸びる脳力もあります。脳力を伸ばすために心がけたい、日常生活の過ごし方をご紹介いたします。

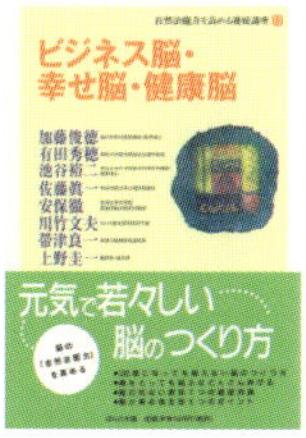

12 がんに負けない、がんにならないための本

がんが治った人の話を聞くといろいろな共通点が見えてきます。例えば生活習慣の改善や仕事量の軽減、玄米菜食…。がんを治すのは西洋医療だけではありません、その先のがん治療を探ります。

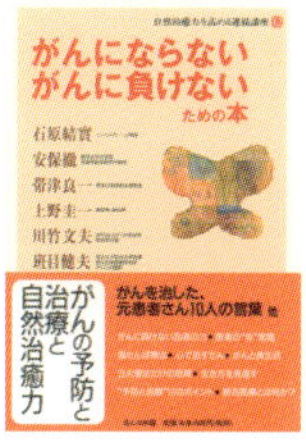

ほんの木 Books

よい本を広く社会に

よりよくなりたい、自由に生きたい

わたしの話を聞いてくれますか

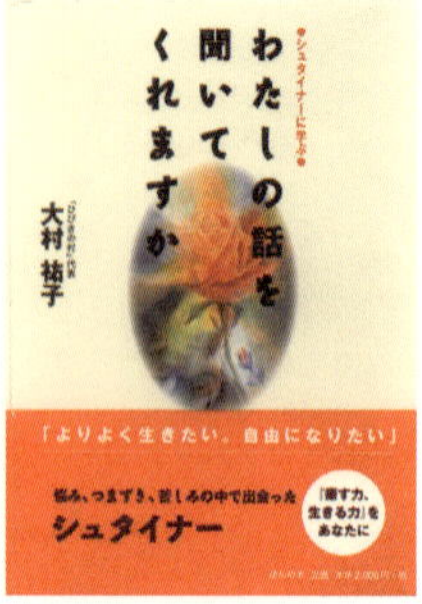

定価2100円（税込）

大村祐子著
ひびきの村ミカエル・カレッジ代表

悩み、つまずき、苦しみの中で出会ったシュタイナー、ゲーテ、宮沢賢治。シュタイナー教育に学ぶ人間として、また教育者として「生きる力と共感」を読む人に与えてくれる大村さんの心の内を綴った清冽・感動のエッセイ。

人生の転機は7年ごとに訪れる！

昨日に聞けば明日が見える

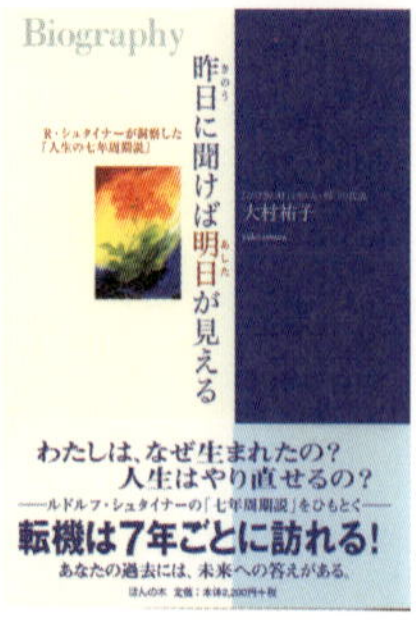

定価2310円（税込）

大村祐子著
ひびきの村ミカエル・カレッジ代表

私はなぜ生まれたの？　人生はやり直せる？　その答えはあなたの歩いてきた道にあります。著者が自らの人生に照らし合わせて綴ったバイオグラフィー。シュタイナーの人生7年周期論から未来への答えがきっと見つかります。

正しいボディバランスで心と体がラクになる

姿勢は運命を変える！

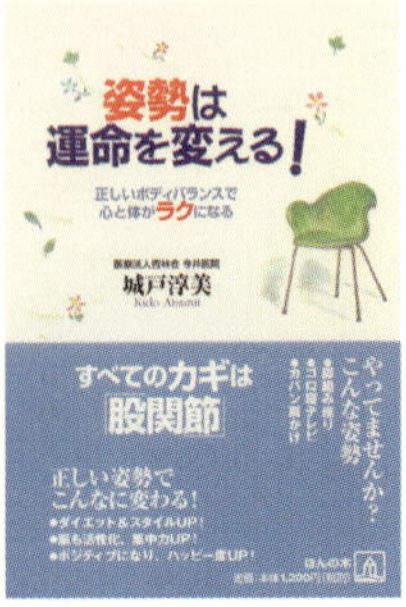

定価1260円（税込）

城戸淳美著
内科・皮膚科医師

日頃の何気ない「姿勢」が私たちの体と心に与える影響をご存知ですか。医師であり、中医学にも精通する著者が、姿勢がなぜ大切か、日常生活での正しい姿勢などをあたたかいイラストとともに、わかりやすく解説。

220点以上の写真で綴るアマゾン体感型エッセイ

アマゾン、森の精霊からの声

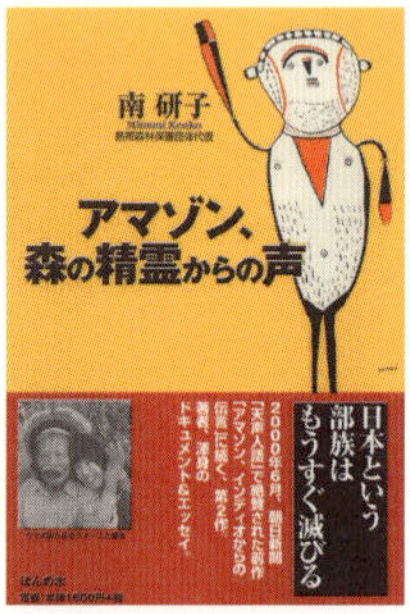

定価1680円（税込）

南研子著
熱帯森林保護団体代表

乱開発でアマゾンの森が消失。ジャングルがなくなれば人類も滅びる？　2000年6月朝日新聞「天声人語」で絶賛された前作に続く第2作。著者、渾身のドキュメント&エッセイ。読んで、感じて、考える地球の未来を想う本。

朝日新聞、天声人語が絶賛！

アマゾン、インディオからの伝言

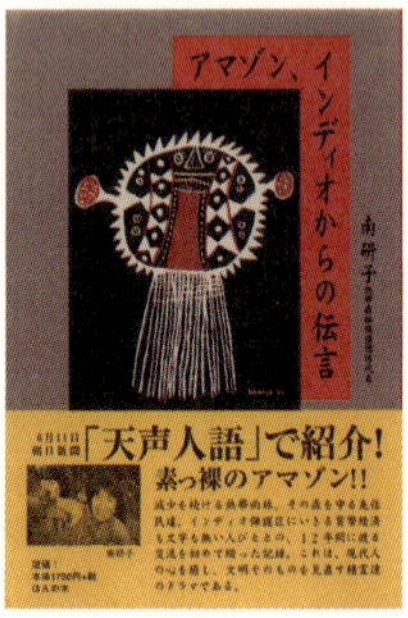

定1785円（税込）

南研子著
熱帯森林保護団体代表

減少するブラジル・アマゾンの熱帯林と、その森を守る先住民たち。電気も水道もガスもない、貨幣経済も文字も持たないインディオたちとの17年以上に渡る支援と交流を女性NGO活動家が初めて綴った衝撃のルポ。

あなたが創るあなたの香水

幸せを呼ぶ　香りのセラピー

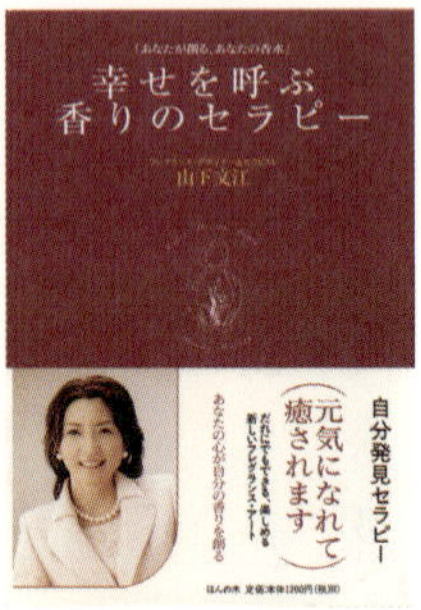

定価1260円（税込）

山下文江著
フレグランスデザイナー&セラピスト

自分の人生に希望を失い4人の子どもを育てながら離婚。体調不良のどん底の著者が、香水創りに出会い心を癒されて再起。生きる目的を見つけた感動物語。自分だけの香水を創る日本初のワークショップが全国各地で大好評！

定価1260円以上の書籍は読者サービスとして送料無料でお届けします。

●ご注文・お問い合せは　ほんの木　TEL.03-3291-3011　FAX.03-3291-3030
Eメール　info@honnoki.co.jp　〒101-0054東京都千代田区神田錦町3-21三錦ビル